へるす出版新書
018

なぜ、患者と医者が対立しなければならないのか？

医療の不確実性の認識をめぐって

村田幸生
Murata Yukio

HERUSU SHUPPAN

なぜ、患者と医者が対立しなければならないのか？—医療の不確実性の認識をめぐって●目次

はじめに～東日本大震災に想う～

二〇一一年三月、未曾有の大震災が東日本を襲いました。亡くなられた方々のご冥福をお祈りするとともに、被災者の方々が、心身ともに健やかな状態に戻られていることを心から望みます。

私も阪神大震災の日に、神戸市のど真ん中にいて、直撃された身です。……無力でした。医者は数人がかりで徹夜で、やっと一人の命を救えるかどうかです。だが自然や災害は一瞬にして数千人の命を奪ってしまう。高齢者や病人ではなく、元気な若者の命でも瞬時に奪ってしまいます。

ましてや薬や医療器具、水、電気、食料がない被災状態ではいかに無力だったことでしょう！

自然の大きな力と医療の力のギャップに呆然としていました。

われわれ医者が自分たちの非力さに歯噛みし、時に呆然とするのは震災だけではありません。

だからわれわれ医者は決して傲慢ではない、というか傲慢たり得ないでしょう。

先日、当院から転勤していく後期研修医が、送別会でこう言いました。

「私が研修医二年目のときに、祖母が終末期医療となり、家族は私に治療の選択を一任しました。とても悩み、そのとき気がつきました。ふだん指導医や先輩の先生たちは、私たちに優しく指導し、てきぱきと判断を下し治療されてるように見えるけれども、自分がまだ経験していない〝死〟というものに対して、短い時間で決断を下さなければならない。その中で、みんなたぶん、悩み、苦しんで来られたんだろうと気がつきました」

そう、医者も経験が長いほど、多くの悩み、苦しみを経てきています。時に「あの判断、決断は正しかったのか」と後で思う「生身の人間」なのです。

東日本大震災の復旧もそうでしょう。大打撃を受けた電力。一般の方々はみな、専門の人間が進歩した科学の力でなんとかしてくれるだろうと思っている。そうではないのです。現実には東電の社員たちも「生身の人間」。震災直後は出社しても、なすすべもなく呆然としていたそうです。

科学に携わる人間ほど、科学を万能などと思っていません。

原子力発電所で、被曝しながら復旧作業にあたっている現場の社員たちも、みな普通の生身の人間のはず。どんなに恐ろしい思いで働いたことでしょう。彼らの心情を思うと胸が痛みます。

医療もそうです。みな救急で行けば、最先端の医療で何でも診断がつき、治療できると思っている。

だが、どんなベテランの医者でも、まったく見知らぬ人間が意識不明でかつぎこまれてきて、すぐに何かわかるわけがありません。いろいろ推測して検査を選んでいるだけです。

医者を「命や寿命に対して介入できるとかんちがいして傲慢」と批判しつつ、「なぜ検査でわからなかったのか」「なぜ百％大丈夫と言わないのか」と怒る矛盾。

「検査すれば何でもわかる」と思うことのほうが「命、自然に対して傲慢」ではないのでしょうか。

この「傲慢」の矛盾にかぎらず、そもそも多くの日本人が「医者はモラル低下した。だめになった」と考えている根拠が、野笛涼先生の言葉を借りれば「一方的で不当な、かつ非現実的・非科学的」(『なぜ、かくも卑屈にならなければならないのか』へるす出版新書、二〇〇九)です。

たとえば、医者のモラル低下例としてよくあげられる「救急受け入れ不能」。「患者を治したいという気持ちが強ければ専門外でも診られるはず。訴えられる覚悟で診ろ!」

おかしな理屈です。患者を治したい気持ちが強いということは、「喜ぶ顔が見たい」ということ。その気持ちが強ければ強いほど、「喜ぶ」の対極ともいうべき「訴えたいほど憎まれる」可能性のあることは、さらにできなくなるのが普通の心ではないでしょうか。

こういう意見の理屈がおかしいことにさえ、もう日本人は誰も気づかなくなってしまっています。

これはもうわれわれにはどうしようもない領域なのでしょうか。

われわれ医者にできることは何でしょうか。

日々の忙しい臨床業務の中で、医師はそういうソフト面については考える余裕もなく、診療に打ち込んでいます。

少し立ち止まってゆっくり本書を読んでいただきたいのです。
なぜわれわれ医者はトンデモ批判に反論できないのか？
なぜこんなにマスコミと医者では視点がずれているのか？
なぜ医者の説明はうまく患者に伝わらないのか？
なぜ医者は、亡くなる患者さんに対してよき「おくりびと」になれないのか？
本当に「昔の日本」のほうがよかったのか？
なぜ死、病気は平等でないのか？
……などについて書かせていただきました。
そして本書は、日々頑張っているすべての医療従事者へのエールでもあります。

I　『「スーパー名医」が医療を壊す』後日談

――いただいた多くの手紙

カットした「幕末あとがき」――前向きな若いドクターたち

私の生まれ故郷の高知県では、二〇一〇年のNHKの大河ドラマ『龍馬伝』のヒットとともに坂本龍馬ブーム。

先日、実家から送られてきた高知新聞を読んで驚いた。

天才的な腕の外科医が主人公の映画、『孤高のメス』（原作：大鐘稔彦）の紹介記事だ。だいたいどこの紹介でも「感動的」「医療の原点を考えさせる名作」と高く賞賛されているこの映画に対して、

「高知市出身の医師、村田氏の書かれた著作『「スーパー名医」が医療を壊す』（祥伝社新書、二〇〇九）の〝（ドラマの）ベタ名医の条件〟がすべて当てはまる。感動的とはいえ、あくまで映画は映画。そのつもりでご観賞を！」

……なんとまあ、風変わりな映画の紹介であろう（笑）。

私の著作とは、名医ドラマのいろんなシーンを取り上げつつ、私の経験も交えて、深刻

にならず、しかしまじめに医療を考える本である。医療崩壊を制度などのハード面ではなく、患者の死生観などのソフト面から考えていただくためのものであった。

高知では龍馬のような頑固者のことを「いごっそう」というが、さぞかし筋金入りの「いごっそう」の新聞記者の方が書かれたのだろう。

奇しくも大河ドラマでは龍馬の力で、薩長同盟が結ばれ、盛り上がっているところだ。それを見つつ、私はページの都合で、カットした『「スーパー名医」が医療を壊す』の「あとがき」を思い出した。

実は龍馬じゃないが、西郷隆盛と幕末が登場するのである。カットした「幕末あとがき」、ご紹介しよう。


「明治維新は〝避けられない歴史の大きなうねり〟だったという説がある。江戸幕府が薩摩、長州などの藩の希望どおりに政策を行っていたとしても、やはり徳川幕府は崩壊し、明治維新は起こったであろうというのだ。

医療も、いくら再生案が出されようとも、一度は崩壊し、そこから〝医療維新〟をするしかないのか。

だが、ひとつ希望がある。

徳川幕府が崩壊するとき、江戸総攻撃が中止され、〝江戸城無血開城〟が行われた。

これは世界の歴史に類をみない美しい〝奇跡的な歴史上の事件〟らしいのである。

たしかに総攻撃の数日前に、幕府側の山岡鉄舟が敵である総大将、西郷隆盛の宿泊する旅館に直接のり込んでいって交渉するなんて…。西洋ではありえない。

すごいぞ、日本人の心！　きっと日本なら医療が焼け野原にならない方法があるに違いない。

医療界の勝海舟、ぜひ現れてほしい。

まだ日本人の〝心〟は間に合うはずだ。

医療崩壊が人生崩壊になる前に…」


……今読むとちょっと照れくさい文だ。

この「あとがき」は、一般の方々向けではあるが、同時にすべての医療従事者に送るエールであった。特にこれから研鑽を積む若い先生たちへの。

まだこの「あとがき」を書く前のことだ。

ある日の帰宅途中、大型書店で本を立ち読みしていた私は、「先生、お久しぶりです」と声をかけられた。見れば、六年前にうちの病院で研修医だったN先生ではないか。

彼女は、新研修医制度の一期生だ。

当院が新研修医制度になってから受け入れた最初の六人のうちのひとりで、私が最初に内科で担当の指導医となった。

彼女にとって私は、医者になって初めて指導を受ける上級医であると同時に、私にとっても彼女が、初めて指導するスーパーローテート制度（内科・外科・救急〈麻酔〉を中心として、プライマリーケアに対応した能力を養う研修方式）の新研修医であった。

最初は将来内科希望であったが、内科をローテートしている間に、将来私のような医者になってはいかんと思ったわけではなかろうが、小児科に希望変更したのだった。

たしか今は某市民病院で小児科の専修医として働いているはずだ。声をかけられたとき、あやしげな本を読んでなくてよかった、と胸をなでおろしつつ、

「どう？　小児科は？　やっぱり激務？」と聞くと、意外にもこんな答えが返ってきた。

「そうでもないです。数年前の医療崩壊報道は小児科には追い風でした。うちの病院では小児科医の数が増え、当直明けはしっかり休みもらえますし、時間外の軽症の受診も減っています」

すっかりたくましくなっていたN先生であった。

また、当院研修医二期生に、現在某赤十字病院の産婦人科で働いているS先生がいる。彼女は、おれぐらい不幸な人間はおらんといつも思っているこの私に向かって、「先生は名前のごとく幸せに生きているんですね〜」などというぐらい観察力がなかったので、ちゃんとやれているか心配だったが、先日のメールでは、「毎日、仕事が楽しいです。やりがいがあります」と書いてあった。

このように若い先生たちは本当に前向きだ。

小児科、産婦人科の不足が叫ばれているが、医学生には志望者も多いと聞く。

二〇〇九年、一〇〇年に一度の不況といわれた年、テレビでインタビューを受けた新入社員が、「一〇〇年に一度の我慢強い社員になれると思います」と答えていたが、それと同じで、医学生や研修医の先生たちも、「妊婦たらい回し？　救急受け入れ不能？　私たちなら何とかしてみせる！」と燃えているのだろう。

臨床研修指導部長（当時）だった私としては、荒波に漕ぎ出す彼らを指導する立場上、とても「医療はもう焼け野原だよ」などと言って水をさすようなことはできなかったのだ。「まだ日本人の心は間に合うはずだ」

たそがれ中年指導医の精一杯の前向きぶりっこであった。

だが現実には医療は「非常事態」か？――後遺症、合併症でも訴訟？

さて、現実を見てみよう。

その後、医療の現場はどうだろうか。

若い先生たちの前向きな気持ちと「あとがき」の内容とは裏腹に、残念ながらその後も「日本人の心」はますます医療の現状が受け入れられないようだ。

その証拠にこんな記事を次々と目にする。

高齢者が肺炎で亡くなり、適切な治療でなかったと遺族が病院を訴えた記事。介護型病院で入院患者が誤嚥したと病院が訴えられた記事。

初診で髄膜炎を診断できなかったと訴えられた記事。胃腸炎と診断し、虫垂炎で亡くなった患者の遺族が、警察に届け出た記事。

私は「日本人は病院での死が受け入れられなくなっている」とあちこちで書いたが、それどころか病気の後遺症も受け入れられないようだ。

こんな記事がある。心筋梗塞で心機能低下の後遺症が残り、もっと早く適切な検査と治療をしていれば、と病院が訴えられ、しかも病院の敗訴。

詳細はわからない。しかし、初診時の心電図や採血では、心筋梗塞と確定できないことも多いのだが……。

循環器や救急の医師がこの記事を読んだら、驚愕のあまり気絶するのではないか。有名な「心筋梗塞転送裁判」（加古川心筋梗塞訴訟、二〇〇四）でさえもかすんでしまう。

私はかつて研修医にこう教えたことがある。

「救急外来がパンク状態のとき、すべての患者にすべての検査をすることはできない。たとえば、腹痛、下痢の患者が来て、実は急性膵炎だったとしても、腹部エコーせず薬だけで帰すこともあるだろう。しかしその患者がもう一度受診したら。もう見逃しは許されないよ。採血、レントゲン、エコーで診断をつけなければ」

だが、この指導、もう通用しないようだ。判例に従えば、最初からすべての検査をしなければならないことになってしまう。

いや、それどころか心筋梗塞を百%見逃してはいけないのならば、検査で異常のない胸痛患者は全員、数時間後にもう一度心電図と採血をしなければならないだろう。

「医者は患者を検査漬け」？　「医者は検査値ばかり見て人間を診ていない」？

「検査ばかり見て人間を診ていないのは患者の側じゃないのか？」と叫びたくなる医者も多いのではないだろうか。

内科的な例ばかり紹介したが、外科の手術もそうだ。

術後の縫合不全で外科医が訴えられている。手術の合併症でも訴えられるのだ。

福島県立大野病院事件〈産科医逮捕〉で無罪判決が出ようが、何も変わってはいない。

病院では、医療事故防止にリスク管理委員会で多くの話し合いがされている。

だが、それは「薬の量の指示受け間違い」「患者の同姓同名取り違え」や「ナースコールにいかに早く対応するか」などの話し合いだ。

いくら頑張ってこういう会議を増やして話し合っても、ここまであげてきた記事のようなクレームを減らし、対応できるものではないのが現実なのである。

二〇一〇年の帝京大学医学部附属病院の多剤耐性アシネトバクター院内感染の報道も、世間のイメージは、「病院の手落ちで、院内に危険な菌が蔓延した」というイメージだろうが、実際はそうでないことは医療従事者ならみなご存知のとおり。むしろ、「はあ？　アシネトバクターなんて普通検査しないよ？　本来弱い菌も院内に入れてはいかんというのなら、お見舞い患者みな禁止、医療従事者はみな院外から院内に入るたびにいったん隔離消毒するの？」であろう。

医学の歴史の中で最も長く医療従事者の敵であり、おそらく最も多くの人間の命を奪ってきた病気＝感染症。現在でも癌、動脈硬化に続いて多くの高齢者の命を奪っているだろう。そういう病気において、いくら多剤耐性菌とはいえ、まるで病院が命を奪った刑事責任があるかのごとく、警察が介入したのは「感染症に警察介入？　もう末期的だ」と言う方もおられた。

実際、これに関して、二〇一〇年一〇月の感染対策セミナーで、自治医科大学の準教授の先生がマスコミの対応にこうコメントされている。

「医療過誤なのか、医療に内在するリスクなのかを評価して報道してもらいたい。医療の結果が悪いと事件性があるという形で取り上げられると、ますます医療は崩壊する」

このコメントは院内感染のみならず、すべての医療問題に当てはまる。

医療に内在するリスク＝医療の限界。

そう、この先生のコメントと同じことは、すでに二〇〇七年に小松秀樹先生が『医療の限界』（新潮新書、二〇〇七）の中で、十分に書き尽くされている。にもかかわらず何も変わっていないのだ。

へるす出版新書『なぜ、かくも卑屈にならなければならないのか』（野笛涼、二〇〇九）の前書きには、

「繰り返しますが（医者-患者関係は）非常事態です」と書いてある。

……私もそう書くべきであったのかもしれない。

メスを措いた外科の先生
——医者が困難をはね返せるときとはね返せないとき

二〇一〇年七月、四国のM赤十字病院で「私が本を書いた理由」を講演させていただいた。医療従事者のみ相手の講演であったので、私も遠慮なく、本に書けなかった部分も含めて自由にしゃべらせていただいた。

講演終了後の懇親会で、ある先生が、

「本のタイトルから、アウトローな医者が有名な名医にかみ付く内容かと思っていました。全然違うんですね。いいお話でした」としみじみと語りかけてきた。

また、私を招聘してくださった外科部長の先生は、偶然にも冒頭にあげた映画『孤高のメス』の感想を私に話し始めた。

「僕は、昔、この映画の主人公と同じくアメリカ留学で脳死肝移植を学んだんです。でも日本に帰ってきてもできなかった。映画の中だけでなく、現実に外国では移植医が殺人罪で遺族に訴えられたときもあるんですね。でも彼らは諦めなかった。この映画を見て、僕たち日本の移植医はあの頃、勇気が足りなかったのかな、と思いましたね」

映画を見て、「あくまで映画は映画」どころか、反省されている！　なんて外科の先生はまじめなんだろう！

学生の頃、講義で外科の教授が、

「（外科医は）少女のように繊細に、鷹のように勇猛に」

という言葉を紹介されていたのを思い出す。最近の少女が繊細かどうかは別にして、一般的に、世間が思っている以上に外科の先生は心優しく、細やかだ。

むしろ内科のほうが（あまりにも守備範囲が広過ぎるせいもあるが）細かいことにこだわっていられない、ある意味おおざっぱだ。

そしてだいたい総合病院で外科部長、管理職クラスになられる方は、みなまじめで、人柄も良い……たぶん。

内科医に向かって「手術してほしいのなら、きっちり診断名をつけてから持ってこい！」とカルテを投げつけるような外科医も、若い頃見たことはあるが、そういう方はいつの間にか病院からいなくなってしまうし、どこかよその病院でチームのトップで頑張っているという話も聞かない。

それは当たり前のことで、一匹狼の「神の手」になって、いろんな病院を飛び回る外科医になるならともかく、それなりの病院で部長、管理職クラスになる方は、周りと衝突せず、部下や同僚の信望もなければ残れないだろう。一般の会社員でもそうであろう。

だから、次の記事を見たとき、私は本当に涙ぐんだ。

それは、癌の患者の手術でワイヤーを体内に残してしまい、書類送検された総合病院の五十歳の外科部長の先生が、

「もう一生メスを持つことはない」

と言われ、退職されたという記事だ。

『白い巨塔』(山崎豊子、新潮社)の財前のように訴えられてもふてぶてしいどころか、これが現実だ。

まだ五十歳で辞めなくても、という方もいるだろうが、ほぼ同い年の私には痛いほどよくわかる。

若い方にはわからないだろうが、ある年齢になると、困難をはねのけて前へ進めるときと、身体全体で受け止めてしまい前へ進めないときがあるのだ。

五十歳前後、アラファイブは微妙なお年頃なのだ。

もし、この外科医の先生が、三十代後半〜四十代前半であったら。たぶん辞めていないと思う。修業過程ならこの苦痛をバネに、前進しようとすると思う。

だが五十歳となると話は別だ。まず第一に、何十年かけていろんな多くのことがあり、金属疲労のように抵抗が弱くなっている。

この先生も五十歳になるまで、多くのいやなこともあっただろう。でも今まではね返してきたはず。今回の事件は金属疲労に最後の一押し。心がポキッと折れてしまったのだろう。

また、五十歳は自分の気持ちと体力が乖離し始める分岐点だ。今までとまったく同じようなスタイルでは仕事ができないとちょっと悩み始める。

そういう悩み始めた時期に何かにぶつかると、ちょっとへこむ。

思えば私も若い頃はいろんなことをはね返してきた。

メモを見れば、一年に二〜三件は、うんざりするようなことを経験している。

「入院中ベイスン®（ボグリボース）を食事の直前でなく、食事の五分前に飲まされたから糖尿病が悪くなった！　どうしてくれるんだ！」

という患者さんのクレーム。

「あんたが外来で便秘薬を出したから、おやじがずっと軟便でおむつ交換が大変だ。どうしてくれる」

という患者さんの息子さんからの怒りの電話。

錠剤を粉砕化すると、「こんな処方しやがって！　袋に粉の飲み残しが残るのをあんたら医者は知らんやろ！」という電話。

「入院してもよくならなかった。病院に火をつけたる」という電話（本当である）。

「入院させろ」と言って、救急外来から帰らないホームレスの酔っ払い患者。

「あんたが私に何をしてくれたというんだ！」と、亡くなる一週間前に叫んだ末期癌の患者さん。

こんなかんじだが、三十代、四十代前半の頃ははね返せた（一番最後の例はけっこうこたえたが)。

チンピラに刃物をちらつかされたときでも、病院を辞めたいとは思わなかった。

だが一つひとつはたいしたことがなくても、ずっとこれが毎年続き、十年もたてばこういうことが蓄積して三十~四十回! 四十代後半となるとけっこうつらい。かつて耐えられた言葉も耐えられなくなってくる。

「(若い頃ならともかく) なんでこの年になってこんなこと言われにゃならんのだ」と思うのだ。

四十八歳のときの患者さんの遺族からのあるクレームは、私は思いっきり全身で吸収して、へこんでしまった。

年齢だけの問題ではない。はね返すには「でも、おれは××の治療で多くの他の患者を救っている」という技術的な自信が必要だ。

当直をし、救急を診て、重症患者を数多く担当し、内視鏡検査をしている若い頃はまだよかった。だが、年食って管理職になった私には「でも、この技術はおれは誰にも負けない」というパワーを失活していた。だからはね返せず、へこんでしまった。そう思っていた。

だがどうやら、技術的な自信があればいいというわけでもないようである。

前述の外科医の先生は、その手術では県下で一、二位を争う手術成績だったというのだ。自分の医者としての存在を裏打ちする「技術」自身がクレームの対象になるのも、これは実にきつい。

たぶん彼は呆然とされたに違いない。

一回のミスで、今までの多くの命を救ってきた手術成績がすべて白紙？

知命＝五十歳を前に「天命を知る」どころか、過程が現在に反映されない医療のきびしさ、むなしさに気づいたのではなかろうか。それが、

「もうメスを持つことはない」という言葉だ。

医療は非常事態？　いや、非常事態はもう越えている。

その証拠に、周りを見渡してもみな黙々と仕事をしている。

「こういう時代になったということは、もし訴えられても自分が医者として劣っているせいじゃない。周りの評価も下がるわけじゃない。悩んでもしかたない。毎日の目の前の診

療にベストを尽くすだけだ」

まるで愛情も信頼関係もまったく失った夫婦が、離婚できず、「家庭内離婚」の状態で、奥さんは家事をし、夫は「おれはやるべきことはやっている」と仕事に励むような状態、というとちょっと言い過ぎだろうか。

こういう状態になっても、病院は診療を継続し、患者さんたちは病院に通う。病院は患者さんであふれ、医者は黙々と仕事に励む。辞めるわけにはいかない。

だが実は、家庭内離婚のように、夫婦の間の信頼関係はさらに壊れてゆく。

ある医学部教授はメールでこう書かれていた。

「残念ながらもう医療は完全に崩壊しています。そこから再出発するしかないでしょう」

いったん離婚し、再出発するしかないのか。

妻（患者）は腹を立て続け、夫（勤務医）は毎日の激務に追われ、そのことを考える余裕もない。

医療はこの先どこへ向かうのか。

ここからしばらくは、私の書いた本に対する患者さん側からの手紙や、出版後日談を紹介しよう。

われわれ医療側の声が患者さん側にうまく届かないのはなぜか。患者さんたちは現状をどう捉えているのか。その他、いろいろなことをみなさんに改めて考えていただけると思う。

本で「伝える」という難しさ——最初はとても『ふざけた本』か『痛々しい本』だった?

私は本とは読んで楽しいものであるべき、と思っている。

だが「医療崩壊」関連本はどうしても「こんなに医者が頑張ってるのに何でわかってくれないんだ!」という痛々しいものになりがちだ。

また、今までの医療本は、医者をとことん悪者にして一般読者は快哉を叫び、医者がブルーになるか、あるいは逆に医者は喜ぶ内容だが、患者側は不愉快になるものがほとんどであった。

私は、患者側も医者側も、どちらも「いやな思いをしない」本を作りたかった。

だが、すごく有効な手段のように見えて、実は本で何かを読者に伝えるのは難しい。同じ文章でも読者によって、まったく捉え方が違うのである。

たとえば、私の高校の同級生は、私がまじめな優等生（自分で言うな）だった頃しか知らないので、私の書いた本を読んで、

「相変わらず、まじめに頑張ってるんだねえ」

とメールしてきた。一方、大学空手道部のお互い羽目をはずした頃の同級生は、

「おまえ、また学生時代のように変なこと始めたようだな」

医者になってからの、上と衝突ばかりしていた私の研修医時代を知っている医者は、

「相変わらず、現状に文句ばかり言ってるんだな」という具合だ。

つまり、人間というのはある文章を読むとき、その文章だけでなく、文章を書いた作者の職業、背景、自分のそれに対する気持ちも加えて読んでいる。

だから私の意図に反して、医者が大嫌いな方や、医療不信の方、病院でいやな思いをしたことのある方などは、内容に、特に名医ドラマにつっ込むスタイルにも不愉快だったよ

うである。

神戸大学の岩田健太郎教授のブログでは、私の本に対して、

「面白すぎて書評が書けない」

とまで言っていただけた。一方、ある一般読者は同じく自分のブログで、「ありていに言えば、中身のない本である」

これがほんまに同じ本に対する書評か？　と思うぐらいだ。

だがこれが、「本の評価」というものなのである。

そもそもあの本が、名医ドラマにつっ込むスタイルになった理由を書いておこう。

二〇〇八年、B社の健康雑誌で名医ドラマを取り上げて「名医とは何か」を考える軽いショートエッセイを連載していたのだが、その雑誌が二回連載したところで休刊になってしまい、数回分の原稿が宙に浮いてしまった。

そこでもう数回分書き足して一冊の本としての書籍化を考えた。目指したのはあくまで「軽いエッセイ」である。医療崩壊や医者-患者関係を論じるものではなかった。種々の理由でB社では通らず、ある方の紹介で祥伝社の方を紹介していただいた。

企画会議を通るかどうかわからないが、とりあえず続きを書くことになり、書き始めた私であったが、それと同時期に前述の病院での遺族からのクレームにぶつかり、思い切りへこんでしまった。

この件は訴訟などにはならず自然消滅したが、もうとても「楽しいエッセイ」など書く気になれなかった。担当の方に連絡して執筆を中断した。

少しして、ある出版関係の方からメールをいただいた。

「書くことでくじけそうな心が支えられることもあるのではないでしょうか。（本作りは）登山のようなもの。あせらずゆっくり一歩一歩。心が折れたら駄目です」

そういえば物理学者だった亡き父が、かつて「忙しいときほど、いい論文が書ける」と言ったことがある。それをアレンジして「つらいときほど、いい本が作れる」と考え、私は再び執筆を再開した。

だが、ここからの登山は苦難の道であった。私は「軽いエッセイ」路線をやめ、まじめに自分の今回の経験で気がついた医者-患者関係の崩壊について書き始めた。特に「病院で患者が亡くなると、病院に対して腹を立てる、日本人のおかしくなった死生観」について書きたかった。

ところが書いても書いてもボツ。その理由は、「あなたの今の患者さん側への個人的な不満、怒りが噴出していて、痛々しくてとても読めない。とても人に読ませられる内容ではない」であった。

担当の方は、「あなたの文章は、明るさと軽いユーモアが持ち味だったじゃないですか」

そこで、名医ドラマにつっ込む元原稿を用い、各章前半で名医ドラマを取り上げ、後半まじめに、でも深刻にならないように医療問題を論じる、という構成に変更。

これなら読みやすいであろう。

だが、これでも難航した。笑わせようとすると、

「無理をしているオヤジギャグが痛々しい」とボツ。

適度に笑わせつつ、不真面目にならず、それでいて深刻にならず医療崩壊を論じる、という内容でＯＫが出るまでに一年以上かかっている。

今日の印刷は、初校ゲラができてから印刷直前まで、最終ゲラでさえもまだ修正追加ができる。印刷直前にその頃の新型インフルエンザネタの文章などを追加したがために、一

〜二カ月で完成させたと誤解している方がいるが、とんでもない。

自費出版ならどうか知らないが、もちろん本の出版はそんな甘いものではない。

「村田く〜ん。本を出すなんて、仕事ひまだったんだね？」

なんて皮肉を言ってくる医者もおられた。

もちろんひまどころか、毎日仕事でフラフラであったし、一年間、夜中に少しずつワープロを打ち続けたのである。本の執筆にはエネルギーがいる。ひまな人間には時間はあってもそんなエネルギーはあるまい。

名医ドラマというメタファー

こうして完成した本であったので、しっかり全編通して読んでいただければわかっていただけると思うのであるが、最終章の「子どもにとっての親の死の意味づけ」や「医者という存在の意味」「おかしくなった日本人の死生観」が一番読んでほしい内容であり、名医ドラマは、そこまでつなぐメタファー。

実際、名医ドラマの部分を無くした目次を考えてみてほしい。

『第一章　なぜ医者は訴えられるのか。

第二章　名医とは何か。……』

こんなかんじで実に堅苦しい。読む気をなくすのではなかろうか。

この本の読者が出版社に送られた感想の手紙やメールを見せていただくと、医療関係者の方はほぼ全員好意的で、一般の方もほぼ九割の方には喜んでいただけたようだ。

多かった批判は、「中年オヤジのグチを聞かされているようだ」

これはしかたない。普通に書けば、医者が患者に上から目線で意見するような内容になるので、わざとそういう雰囲気の文章にしたのだから。

実際、多くの知り合いの医師から、

「ほんとはもう少し、舌鋒鋭く書きたかったのをあえてこらえてるんじゃないの？」

という意味のメールを複数いただいたからだ。

「何も解決法を書いていない。尻切れトンボ」

これもしかたない。私にも解決法がわからない。

そして、構成についてもメタファーと捉えられない方々は、

「ドラマはドラマ。つっ込んでもしかたない」

「テレビドラマばかり見てないで仕事しろ」

本当に全部読んでいるのだろうか？　各章の導入部だけ拾い読みしてるんじゃないか？

最終章を読んでいないのか？

私は彼らに、父の最期を看取ってくれた同級生の医師、I君の手紙を読ませたい。

こういう内容だ。

「村田君。本読んだよ。最初は笑いながら読んで、でもだんだん医療の現状にブルーになって、でも最後の章に入ると、気持ちが変わり、感銘を受けました。君のおとうさんのことを思い出してじんときたよ。すべての臨床医に頑張って、と言いたくなりました」

わかる人にはわかるんである。「この本はすべての職業に当てはまる」とまで言ってくれた方もいるのだ。

現実の医者とドラマの医者を混同している人が多くて困る、などと言っているわけではないのだ。

だいたい、そもそもみんなそれほど詳しくドラマの内容を覚えていない。『白い巨塔』の財前が、一審で勝訴したのに、なぜ二審で敗訴したか、説明できる方がどれだけいようか。

ただ、「医療不信からみな真摯な医療ドラマを待ち望んでいる」とか、映画『孤高のメス』の試写会で、観客が涙を流しつつ「こういう先生に治療してほしい！」と言ったという記事を読むと、メタファー当たらずとも遠からずだったかな？　とつい考え込んでしまう今日この頃である。

ネット上の批判と、Hさんからのお手紙

有名な大手ネット通販のホームページに、私の書いた本への書評が載っている。好意的な書評に混じって、批判的な書評もいくつか載っているが、読まれた方もいるのではないだろうか。

引用するのは法的に問題があるかもしれないので、意訳して要約を書けば、

「こういう本を（医者が書いて）医者仲間内で喜んでいること自体がもう問題。医者患者を分離するもの」

とでもなろうか。もうびっくりである。最終章の内容は医者患者を分離する内容だろうか？

本当に本を全部読んで書評を書かれているのだろうか？

たとえば、「医者は力及ばずをミスとは思っていない。だからミスを隠しているとは思っていない」

とあれだけ言っているのにもかかわらず、

「医者を嫌っているのではない。ミスを隠すから信用できないのだ」とまったく正反対の意見。水かけ論だ。出発点から逆方向に進んでいるので、どう反論していいかもわからないし、話し合いにもならないだろう。

同じ本なのに医療従事者は「感銘を受けた」と言い、医者批判派の方は不愉快な思いをする。ここに今の医療の悩める現状がある。

私はかつて試合批判派の空手家と話したときのことを思い出す。

私が、「試合も稽古の一環。ルールにそって、ふだんの練習の成果の技を競う場所」と言うのに対し、「球技のように、本来自然に存在しないものにルールを作るのならわかるが、闘いは本来ルールなし。なぜ試合をしなければならないのかわからない」と、出発点から逆方向。討論にならずそこで話は終わってしまう。

私の妻いわく、「ボタンの掛け違いというより、最初からボタンと穴が合わないようなものやね～。でもしばらくボタンかけてから気がつくよりいいんじゃない？」

「……」妻はあなどれない。

ちなみに妻は、医療はまったくの素人。むしろ医者批判側である。

彼女の言葉にはときに、はっとさせられる。たとえば、「心筋梗塞転送裁判」なども、

「歩いて救急に来た患者だよ？　救急車で胸痛で来た患者をほったらかしにしてたのならともかく、診察も検査も点滴もして、それで転送の準備中に急変したからと言って……」

とブーたれる私に、「あほやな～。逆やで。私ら一般人はな、〝救急でかつぎ込まれたのならともかく、歩いて来たぐらいなのに何で間に合わなかったんだ〟と思うのよ。〝症状がないのになんで進行癌が見つかるんだ〟と同じ理屈ね。われわれ一般人はこういう感覚

よ」

妻の話を聞くだけでも、いかに医療従事者と一般の方々とで、かなり感覚のずれ、すれ違いがあることがわかるであろう。

さきほどのネット上の批判を書かれた方ともかなりすれ違いがあるのだ。お互いすれ違いに気がつかないまま、時間とともにいつの間にか大きく心が離れてしまった。

だが、みながみなそうではない。

私の本に感動してくれた患者さんもいるのだ。

ひとりは私の故郷、高知のHさんだ。本人の承諾を得たので、いただいた手紙の一部を紹介しよう。ある病気の手術をして、現在は腸瘻チューブで栄養を摂られている方だ。

「何度も繰り返し拝読させていただきました。第六章のところは、今まさに私の現実としていつも気にかかっていることがたくさんでした。私にとってチューブ栄養はものすごく悩ましい問題です。（中略）私も村田先生の言われるように子どもたちに親の生き様をしっかり見せて子どもや孫たちにエールのバトンをつなぐことができるよう、もうちょっと頑張りたいと思います。そして病院で幕が引けたらありがたいなあと思います」

もうひとりは、広島の方だ。

二〇一〇年四月、広島県医師会のご招待で、市民向けフォーラムで、本の内容を講演させていただいた。聴衆には医者嫌いや、病院でいやな思いをした方もいるであろう。批判も覚悟の上であった。

だが、広島市民の方々はすごく好意的で、まったく批判的な発言はなかった。むしろ数人の方が、講演終了後に好意的な感想を述べてくれ、最後に車椅子で来られた半身不随の方が、Hさんの手紙と同じような意味のことをおっしゃってくれたのだ。

私はたいした人間ではない。にもかかわらず、まるで人格者の医者のごとく語られ、恥ずかしさで顔から火が出そうであった。

ちょっと話はそれるが、この講演の後の、広島県医師会の先生方との懇親会での会話を紹介しよう。

広島県医師会のアンケートによれば、広島の勤務医のほとんどが「自分の給料は安い」と思っている。しかし「現在の希望」を聞かれると、「自由な時間がほしい」「学術的な時間がほしい」などで、誰も「給料をアップしてほしい」と言わないのだ。

せつない話ではないか。

だが前述のネット上の書評には、「（どんなに大変な仕事としても）結局医者たちの収入は一般サラリーマンの平均収入より高いという事実がある」とも書かれており、これを広島の先生方に紹介したところ、みな呆然とし、

「もう、どう答えたらいいかわかりませんね」

と言った。そのとき、ひとりの先生がこうおっしゃったのだ。

「野球の選手が年俸が高くても、誰も文句言いませんね。才能で頑張っている人には、みな一目置くんです。けっきょく医者はやってることに才能があるように見えない。誰でもできるように見えるんですよ」

なるほど。私はうなずいた。

割り箸裁判（杏林大学病院）のときのあるアナウンサーの「（割り箸が残ってるぐらい）素人でもわかるでしょ?」という発言など、「誰でもできるように見える」のいい例であろう。

そう、日本人は「天才」は大好きだが「秀才」は嫌いなのだ。特に勉強をカリカリした

ような（実は医者のほとんどは自分のことをそんなにカリカリ勉強したとは思っていないのだが）机に向かう秀才は大嫌い。

ある先生の名言を紹介しよう。

「医学部の受験勉強がいいとは言わない。でもあの時代をくぐり抜けたからこそ、これだけ医療の逆境の時代でも頑張れる。あれが無試験で医学部に入れるんだったら、こんなに今頑張れていたかな？」

全員が思わず拍手した。

懇親会の最後に、「たとえ医療が焼け野原になっても、われわれは逃げない！」と幹事の先生が締めくくるなど、広島の先生たちはとても熱かったのであった。

別のタイプの患者さんからのお手紙

気は重いが、患者さんからの別のタイプのお手紙も紹介しなければならない。

私の本への批判ではないが、痛々しく困ってしまうお手紙だ。

複数いただいた。

基本的な主張はこうだ。

「医者が頑張っているのはわかっている。だが私は本当に病院でひどい目にあったのだ。だからその医者に対して腹を立てているだけだ。それだけだ」

そう、たとえれば、トラックの運転手の不注意で家族をはねられた。だからその運転手を責めているのであって、トラック界全体を批判してるわけではない。

それと同じなのに、なぜ病院へのクレームを医療崩壊の原因などと言われなければならないのか、という主張だ。

気持ちはわかるが、いくら手紙を読んでも、なぜそれが医療ミスなのかわからないものも多かった。

やはり医療に内在するリスクをいかに理解していただくかだろう。

だが実はこれ、難しい。

なぜ難しいかは後半でじっくり考察する予定だ。

いかがであろうか。ここまで紹介した患者さん側からの意見を読んで、読者のみなさんもいろいろと考えるところや、初めて気づいたこともあったのではないだろうか。

医者側と患者側のすれ違いの原因は何か。

第二章ではマスコミとのすれ違い、第三章では、義父の闘病を通して、私自身も考えの変わった部分、なぜ医療に内在するリスクを一般の方々に理解していただくのが難しいか、を書かせていただきたい。また、第四章では「日本人の心」という原点に立ち返って、考察する予定である。

なお、この章の最後に蛇足ながら、「よくこんなにテレビドラマを見るヒマがあるな。その時間を患者のための技術研鑽に当てろ！」というご意見に対しての個人的な反論を書いておこう。

まず第一に、私はそんなにドラマを見ているわけではない。あの本に登場する七〜八本のドラマがすべて同時期に放映されているわけではないのだ。春夏秋冬の四シーズンを通じて、ひとつのシーズンに一本見れば、ほぼ網羅できる。

つまり、一週間に一回、風呂上がりの十時から十一時だけ使えばよい。それでも全部は見られずとびとびであったし、いざとなれば録画すればいい。そこまでの熱意はなく、私が録画してでも観たのは『ER』だけであった。

第二に、勤務医の名誉のために言っておくが、テレビを見るぐらいしかできないのは逆に忙しい証拠ではないか。いつ呼び出されるかわからない状態では、家にいるしかない。また、へとへとの状態で家に帰っていれば、寝る前の一時間、テレビの前に座るぐらいしか自由な時間はないではないか。

仕事帰りに野球観戦に行ったり、スポーツジムに行ったり、居酒屋に行ったり、ゴルフ教室に通うほうがいいのであろうか。

中年勤務医には金も時間もないのだ。

よく医者向けの雑誌で「私の趣味」とかいうコーナーで、登山や、寺巡りや、船釣りや、電車巡りが紹介される。

これらは心身ともに少し余裕が残っていないと無理だ。私はヒマどころか逆に心身ともに余裕を失っていたのだ。映画好きなのだが、映画をレンタルDVDで借りて観ることもあまりしなくなっていた。通っていた空手道場も足が遠のいていた。せめて週に一時間テレビを観るぐらいで、目くじら立てないでいただきたい。

ただ、もし映画や演劇や音楽鑑賞をモチーフに書いた本であれば、ここまで言われたかな、という気もする。

これらは自分から出向いていく能動的行為が必要なので、実際にはテレビ見るよりも時間をとるだろうが、テレビのほうが「ヒマにまかせて家でゴロゴロしながら観る」というマイナスイメージが強いのだろう。

だが、百歩譲って私が時間も体力も気力もたっぷりあったとしても、テレビドラマはともかくとして、時間を作って映画を観、小説を読むであろう。医学書や学術論文はそれらより少ないだろう。

作品、創作物は作者からの熱いメッセージ。だが膨大な量のそれらを受け止めるには、人生はあまりにも短い。世の中、多くの映画、小説、名作も多いだろうが、その十万分の一も見ることなくみな一生を終えているのだ。

へるす出版新書『できれば晴れた日に』(板橋繁、二〇〇九)の作者は「もっと本を読みたかった」と書かれている。

私の父も、祖父も六十歳で倒れている。私も元気な時間はあと十年ぐらいかもしれないなあ、と思っている。

今は映画も小説も数カ月に一本というていたらくの私だが、今後はもっと増やしたい。「医者は空いた時間も患者のために使え！」という主張の方には永遠に理解できないかもしれないが。その方々にこの文章が届かないのが残念だ。

ちなみに、医療ネタのテレビドラマはその後も増え続けているが、もう観ていない。『ＪＩＮ』も『コード・ブルー２』も『医龍３』も。『ＧＭ～踊れドクター』だけは家族に無理やりつき合って観させられた。子どもたちが、

「この患者の病気の診断は何？」

と後半の解決編の前に聞いてきても、すべて当てられなかった私であった。

II

医者とマスコミの視点のズレとすれ違い
――なぜ医者はトンデモ批判に反論できないか

三十年以上も同じことを言い続ける「古典的トンデモ医療批判」

私は自分の身内に医者がまったくいない。親も祖父も医者ではないし、親の兄弟、いとこにも医者はいない。大学時代のクラブも、医学生は私だけで、社会人になってから通った空手道場も当然医療関係者はいなかった。

そのせいか、ずっと医療関係者でない周囲の人々から医者批判を聞かされ続け、「医者って、世間では無茶苦茶言われてるんだなあ〜」と思ってきた。

二〇〇〇年前半に、過熱した医療ミス報道の後、やたらと医者こき下ろし本、医者性悪説本が出版された時期があった。

その頃それらを本屋で立ち読みして、

「なんで僕が医学生の頃に聞かされた批判と同じようなことが書いてあるんだ？　医療批判って二十年以上も同じことを言い続けているのか？」とあっけにとられた。

今も同じなので三十年以上続いていることになる。

その三十年以上続いている古典的ベタ批判は、みなさんご存知の次の五つだ。

「医者は病院の収益のために、患者を薬、検査漬け」

「臓器を診て人間を診ていない」

「医者は勉強ばかりして勝ち抜いてきたので、人の痛みがわからない」

「医者は西洋医学が万能だと思い、東洋医学や民間療法を認めない」

「医者は寝たきり老人をチューブ漬けにして、一分でも一秒でも長く生かそうとする」

だが、今やこれらの古典的トンデモ批判が懐かしいぐらいだ。

今日のトンデモはもう別次元へ進化（？）してしまっている。まるで第二世代エイリアンだ。

たとえば、医者の収入に対して、ある官僚が言われたという記事。

「国民感情として、やはり医者の給料は多いという意識がある以上（医者の給与をアップするというのは）いかがなものか」

こ、国民感情として？

現実を見んかい！　わたしなんか三〇〇〇円の腕時計のバンドが壊れて、買い替えず輪ゴムでぐるぐる巻きにして使っているぐらいである。

こんなトンデモ理論が通用するならば、「君は有罪の証拠ないけど、国民感情としてみんな君のことを犯人と思ってるから、ハイッ、有罪！」なんてなことになりかねない（すでにそれに近いこともよくあるような気もする）。

こんなトンデモ意見もある。

「産婦人科志望者が減って困っている現状を救うため、医学生が診療科を自由に選択できないようにしよう。各診療科の人数枠を作り、医学生時代の成績順に希望を聞いてゆくのはどうか」

開いた口がふさがらない。

第一に、産婦人科は、本人にその気がないのにいやいや行って何とかなるほど甘い世界ではあるまい。

第二に、医学部のペーパーテストの成績なんかで何がわかる！　学生時代の成績はよかったが、全然たいした医者になっていないこの私がいい見本だ。

それに、この考えだと産婦人科は成績の悪い奴が行け、という意味にもとられかねない。

「楽な眼科に行きたがる」なんて報道もおかしい。眼科の先生に失礼だろう。私の勤務する病院の眼科の先生は、たったひとりで朝から晩まで膨大な数の外来、検査、手術をこなしている。楽なんてとんでもない。

まあ頭がおかしくなりそうなので、これら新世紀異次元トンデモ論はちょっとおいておこう。

古典的トンデモ批判は三十年以上続いているということは、これらに対する医者側の反論は全然届いてないということだ。だから同じことを言い続けるわけだろうが、なぜ医療側の声は届かないのか。なぜ医者は三十年間も、古典的トンデモベタ批判にすら反論できないのだろうか。

医療批判本に対しての「本での反論」はほぼ不可能?

さて、実は私はその反論不可能性を身をもって味わったのだ。

二〇〇四年頃であったと思う。

医者こき下ろし本、医者性悪説本は書店に多く並んでいたが、そのうちの数冊はあまりにも内容がぶっとんでいた。

たとえば、「医者は患者を治そうなどと考えてはいないのだ！」

「病院で患者が急変したら、ほとんどが医療ミスだ！」

といった文章が平然と並んでいる。しかもちゃんとした出版社から出ている本なのだ。

私は反論を原稿にまとめて、その出版社に読んでもらおうとした。

もちろんまったく無名の医者など相手にされるはずはない。

原稿を読んでボツ、ではなく原稿そのものを読んでくれることすらない。

いくつかの他の出版社にあたっても同じであった。

いや、仮に私が有名な医者であったとしても同じであっただろう。

近藤誠氏の『患者よ、がんと闘うな』（文藝春秋、一九九六）という本がベストセラーになったとき、ある有名な大学教授が反論本を書こうとしたが、のきなみリジェクトだったそうである。

ずっと後になって、ある出版社の方と話をしていて、かつての自分の甘さを恥じた。

その方の話をまとめると以下のようになる。

・まず第一に、出版業界は今とても苦しい。自費出版でなく、商業出版である以上、売れない要素をもった本をわざわざ出すことはない。

その「売れない要素」とは、

・小説はともかく、無名の人間の「主張」「エッセイ」本はまず売れない。だから、編集者も自分が探してきた新人ならともかく、無名の人間の持ち込みに興味はない。

・「反論本」は売れない。その反論の対象になっている本を読んでないとピンとこないし、その本に共感、納得していればわざわざ反論を読もうとはしない。

・医療本は売れない。医療ネタで売れるのは、「医者はこんなにひどい!」本か「病院に行かず××で治る!」本であり、「医者はこんなに頑張ってるんです!」本は売れない(名医ランキング、病院ランキング本だけは別)。

医者側の反論本を読んでも、「はあ、ごもっとも。正論です」としか言いようがなく、面白くもなんともないのだ。

つまり、「正論は本にならない」（名言）というのである。

私はこの編集者の方の説明に逆に感心した。そういえばたしかに「警察はこんなにひどい！」「国会議員の裏を暴く！」という本は売れても「政治家、警察官はこんなにまじめに毎日働いています！」なんて本、売れそうにない。

さあ、こう考えてみると、私が二〇〇〇年前半に原稿を読んでもらおうとしたことなど、反論、主張、正論、無名と出版社に拒否される条件をすべて満たしており、いかに無謀であったかがわかる。

私は「医療批判本に対して、本で反論することはほぼ不可能」であることを知った（自費出版なら別だが）。

このときの経験が、二〇〇九年に本を出すときの姿勢のベースに流れていると思う。医療批判本に対して正面から正論でぶつかっても無意味。

武道と同じ。正面からぶつからず、側面から責めるのだ。

もちろん医療問題に正面からぶつかる本も、二〇〇〇年後半、出るようになった。

小松秀樹先生の『医療崩壊』（朝日新聞社、二〇〇六）『医療の限界』（新潮新書、

二〇〇七）、本田宏先生の『誰が日本の医療を殺すのか』（洋泉社新書、二〇〇七）などだ。

しかし、これらの名作も、三十年以上続き、いまだにみなの心に巣食う古典的トンデモ批判を消すには至らない。

むしろ私の友人（医者でない）は、『医療の限界』を貸そうとすると、「医療の限界？　そんなのおれたちが聞かされてもなあ〜。じゃああんたら医者は限界のないよう努力してよ、と思うだけだよね」

と言って、読んでくれなかったぐらいだ。

このように本離れの日本、そういう意味でも本での反論はまた難しい。

残念ながら今でもあちこちで、古典的トンデモ批判をベースにした文章を見てがっかりする。

いかに医者側の声が届いていないかということだろう。

では、テレビ、新聞などの医療バッシング報道に対してはどうだろうか。

「マスコミの医療バッシングなどない」？・？

前項で紹介した出版社の医療本に対するスタンス。

商業的価値、売れるか売れないかだけで判断し、正論は本にしない（できない）。

当然新聞、テレビなどの報道メディアもそういうスタンスではないかと推測してしまう。

つまり、「医者を悪者として叩く記事」が大衆受けする記事と考えているのではないかと。

ところが「医師バッシングなんてない！」というあるテレビ報道ディレクターの記事があるのである。

どうやら、医者患者間のみならず、医者マスコミ間も、かなり視点のズレ、心のすれ違いがあるようだ。

その記事はある医療者向けの月刊誌の「医療人からの情報発信」という特集の中で、私の書いた原稿の、偶然にも次のページの記事であった。

内容の気になる部分を紹介しよう。

・医師バッシングという言葉はメディア側の人間にはピンとこない。どんな分野であれ、事件、事故、訴訟が起これば、それを報道しようというのが報道だ。医療を軽視などしていない。

・ただ取材の現場には病院、医師不信がある。もっとも取材をさせてもらえないのが病院だからだ。いまだに医療の世界はまだまだ「わからない」「見えない」。

・医療の取材をすると当たり前のように「医療は不確実なものだ」と言われるが、「オイオイ、そんな大切なことをアンタたちは今までちゃんと伝えようとしてきたのか」ということが頻繁に起こるのだ。……。

いかがであろう。かなり医療関係者にとっては驚く文章であり、それでいてその驚きをどう説明していいかわからないのではないだろうか。

われわれの感覚はこうだ。

「手術後の後遺症で訴訟」「誤診で書類送検」「院内感染で調査」。こういう新聞の見出しを見るとわれわれ医者は愕然とする。これだけでは医療過誤、有罪と決まったわけではないのに、周囲の一般の方の反応を見ていると、「訴えらえた医者、病院＝悪！」というイメージだからだ。

新聞、テレビの影響は大きい。

だからこそ「医療に内在するリスク」を「医療過誤」「医療ミス」のように報道してほしくない。しかしどうしてもそういう「医者＝悪」の報道に見える。

これでは医療側は取材など受けたくないだろう。

取材を受けないとマスコミ側は、「病院、医者は取材を受けない。やっぱり何かを隠してるんだ」と報道し、医者は、「何も隠してないのに、ミスを隠してるかのように報道してる。医師バッシングだ」

とさらにマスコミ不信となる。

見事な悪循環だ。第一章で私は、「力及ばずはミスでない。だからミスを隠しているわけではない」

「いや、医者を嫌っているわけではない。ミスを隠すから信用できないのだ」

という堂々巡りを紹介したが、医者マスコミ間も、

「医者を悪として報道するから、取材は受けられない」

「いや、取材を受けないから信じられない」の、鶏が先か卵が先か、の水かけ論になってしまっているのだ。はたしてこの溝は埋まるだろうか。

溝は埋まるのか——なぜ医者からマスコミへの情報発信がないか

先日、医療関係者でない方とお話ししていて驚いた。「医者はやっぱり特別な世界の人に見える」というのである。

もちろん、われわれは生身の人間であり、特別な世界にいるという感覚はなく、みな黙々と仕事しているだけだ。

たぶんマスコミの方々も、自分たちが特別な世界にいるという意識などなく、仕事に励んでいるのだろう。

しかしわれわれ医者から見るとマスコミという「特別な世界」にいるように見えるのである。

カメラを向けられたり、録音されたり、マイクを向けられるのは「非日常」な世界なのだ。

それをぜひわかっていただきたいものである。

それが非日常でないのは、政治家と芸能人ぐらいだろう。

もし自分が患者さんから訴えられるほどの激しいクレームを受けると、たぶん医者は落ち込む。そこへ新聞記者が取材に来たら。

受けたくはないし、新聞に載りたくはない。拒否するのは普通の一般人の感覚ではなかろうか。

何度も言うが、テレビによく出る「神の手」ドクターならいざ知らず、普通の生身の人間は、マイクを向けられるなど「非日常」である。

かつて私はそれを感じたことがある。

研修医と一緒に、入院患者さんの家族に病状説明するとき、患者さんの家族がわれわれをビデオで撮影し始めた。

研修医はもう舞い上がってしまい、しかたなく私が代わりに説明した。しかし、変なんである。ビデオがあろうがなかろうが同じように話せばいいはずだが、何か声もうわずり、足が地についてない感じだ。

医療は閉鎖的、と言い、手術を公開ビデオ、などと評論家は言うが、すべての外科医がこれに順応できるとは信じ難い。

中には、見られているほうがスピードが鈍る人だっているかもしれない。

だからおそらく医者はそれほど自分たちが「閉鎖的」とは思っていない。

患者さんにちゃんと説明しないのなら、そう言われてもしかたないが、マスコミという非日常にあえて飛び込まないからといって、閉鎖的ではあるまい。

患者さんたちには話を聞いてほしくても、新聞、マスコミ上で討論する気はないのだ。

あと、もうひとつ知っておいていただきたいのは、もし仮に医者が「自分の主張を聞いてほしい」とマスコミの取材を受ける気があったとしても、たぶん病院の許可がおりない。

どこの病院でもそうだと思うが、明らかに患者さんの勘違いクレームに、「話をさせてくれ」と言っても、「当人同士が話し合うとこじれるから」と、誤解を解くチャンスすら与えられないのだ。

「大事なことを伝えてこなかった」という批判への意見

本で反論することはほぼ不可能であることはすでに述べた。

では、仮に医者側から世間、マスコミへの発信手段が与えられたとしよう。

たとえば、病院にマスコミOBが部長を務める、マスコミとのパイプラインのある広報部があったとしよう。

何かあるたびに「医療側の言い分」を、がんがん世間に情報発信していくだろうか。

それはちょっと考えにくい。

基本的にわれわれ医者は、いつの間にか、誰に教わるでもなく、「病気という立場である患者さんの側に敵対するようなことは言ってはいけない」という考えが刷り込まれている。

患者さんに暴言を吐かれても「それは名誉棄損ですよ」などという医者はいない。

「土下座しろ!」と言われても「人権侵害ですよ」などという医者はいないのだ。

ちょっと考えてみてほしい。

妻子を殺害されるような信じられない事件でさえも、犯人には、弁護団がつき、記者会見して犯人を擁護する意見を述べるではないか。

にもかかわらず、人を殺害しようとしたナイフではなく、救おうとしたメスでの手術で患者が亡くなり、逮捕された医師に対して、弁護団が、

「これで医師が逮捕されるのはとんでもない。徹底的に弁護します！」

などという記者会見を開くだろうか。

そんな記者会見、想像もつかないであろう。

もちろん弁護士もそんなことしないだろうし、しようとしても医者が止めるであろう。

医者は「患者さん側と争ってはいけない」という考えにがんじがらめになっているのだ。

「大事なことを伝えてこなかった」のではない。誰にでも言い分はある。

その言い分＝医者にとって「大事なこと」を伝えると、全面戦争になってしまうと思っているのだ。

マスコミにその闘いを伝えるどころか、誰も知らないところで話し合いで解決したい。

これがマスコミには「隠してる」と映るのだろう。

たとえば、「心筋梗塞転送裁判」にしても、敗訴した病院側が、控訴せず、

「なぜ控訴して闘わないんだ」

と批判されていたが、医師はおそらくミスと納得したわけではないが、

「もう遺族とこれ以上法廷で争いたくない」

ではなかったかと推測する。

医者はとにかく診療に専念したいのだ。

せつない話である。

しかもそのせつなさが世間に伝わっていないところがまたせつない。

日本人の「言い訳をせず、黙々と誠意をもって働く」美学が逆効果ではないか。

若い先生の研修中に書いた感想文を読んでいると、これだけ過重労働が問題になっていても、

「夜中に呼び出されて睡眠不足でも、何事もなかったように診療に従事する先輩医師たちの姿に、僕たちも頑張らねば、と思います」

という文章に出会う。

そう、今でも「愚痴を言わず黙々と働く医者＝理想の医者」なのである。

これはどうも医者という職業に関係なく、日本人の特性のようだ。

日本人は「言い訳をせずじっと耐える」美学が好きなのだ。

かつてオリンピックで、柔道のS選手が審判の誤審によって金メダルを逃がした。

「何も言うことはありません。弱いから負けたんです」

という彼の試合後の涙をこらえての会見に、日本人はみな感動しただろう。だがもしマスコミが誤審のことを報道しなかったらどうだろう。

「いやー、フランス柔道は強いよなあー、あのS選手が負けるんだもんなあ」

とみな嘆息し、S選手がただひとり誰にも真実を知られず、敗者としてじっと耐えているだけとなる。

だが実はこれではだめなのだ！

「じっと耐えている」ことをみんなが知っているか、あるいは耐えている誤解の内容が最後に解けるからこそ、「耐えの美学」なのだ。

誤解されっぱなしでは（頑張ってても）意味がない。

私はこれを名づけて「ごんぎつねの論理」と呼んでいる。

新見南吉の童話『ごんぎつね』を思い出してほしい。ごんぎつねは撃たれてしまうが、主人公がラストに気がついて「ごん。おまえだったのか。いつも栗をくれたのは」と言うからこそ、悲しくもせつなく美しい。

これが最後まで主人公が気づかず、「本当に困ったきつねだったぜ、やれやれ」と銃を片づけるシーンで終わったとしたらどうだろう。こんな救いのない話はない（映画『セブン』のラストなみに救いがない）。

「知られている」もしくは「（たとえ死後でも）誤解が解ける」からこそ意味があるのだ。これが私の「ごんぎつねの論理」である。

医者の世界も、トンデモ批判にじっと耐えているうちに、反論がないがゆえにどんどん誤解は増幅している。

やはりある程度は反論を発信すべきであったのかもしれない。

などと言いつつ、私も、もし自分が医療ミスを疑われて、取材を受けても、記者会見を開く度胸も自信もないのだが。

というわけで、もしこの本を読んで私に取材に来られても、あがりまくった中年オヤジに出会うだけであろうと思われるので、おすすめしない。

さて、この項の締めくくりに、私の高校の同級生の言葉を紹介しておかねばならない。

「今の医療バッシングはたしかに行き過ぎだ。でも、本当に医者がふんぞり返って、ひどい時代があったんだ。遺族が説明を求めても〝ふざけるな！〟と、話さえしてくれず、泣き寝入りする時代。本当に閉鎖的だったその頃の反動を今、おまえたちは受けているんだよ」

彼の言葉を胸に刻んで、次の項に進もう。

「医療の不確実性」の発信について

前述の報道ディレクターは、医療者とテレビ現場の人間との間の「誤解による」とも言える疑心暗鬼の連鎖を断ち切れば、と提言されている。

素晴らしい言葉だと思う。

しかしこの方自身の、「医療の不確実性。そんな大切なことを（医者は）ちゃんと言ってきたのか」

という言葉自身が、すでに「誤解」であるように見える。

医療の不確実性とは医療に内在するリスク、つまり「人間の身体は常に何が起こるかわからない」ということだ。

医者になって一年もたたないうちに気がつくのだが、まったく人間の身体は数字や検査では説明つかない。

昨日まですべてのデータが落ち着いていた人間が急変する。もう駄目だな、と思っていた患者が回復する。同じ治療を施しても劇的に治る人もいれば、全然効かない人もいる。

亡くなった後、病理に解剖しても、三十％は原因がわからない世界なのである。

救急に同じ病態の方が二人来た。一人はAという治療をし、一人はBという治療をした。

じゃあなぜ、そういう選択をしたか、説明しろと言われても困る。

その人の年齢、体型、他の病気の有無、過去の病気など総合的に経験的に判断しているのだろうが、これを「言葉で説明しろ」と言われても困る。

医者は「説明できる科学的理由」だけで動いているわけではない。

その証拠にカンファレンスでも、

「この方は運が強い。手術したほうがいい」

などという非科学的な言葉はいくらでも飛び出す。

人間は必ずいつか死ぬ。

それを「なぜか説明しろ」と言われて答えられる人などいないだろう。

たとえば高齢のおばあちゃんが自宅で眠るように亡くなった。

これを、「どういうことだ！　説明しろ！」と言う人はいないだろう。

「これが人間だ」「これが人生だ」「これが死というものだ」でなかろうか。

言葉では説明できないとき、人はこういうふうに言ってきただろう。

ところが病院で治療のかいなく高齢者が亡くなると、「言葉で説明しろ！」と叫ぶわけだ。

「医療の不確実性をちゃんと口に出して言え」というのは、いわば、「今まで人間が言葉では説明できないと思っていたものを、言葉で説明しろ」に近い。

無理やりすればこうなるのではないだろうか。

病院にこういう張り紙が出たと思ってほしい。

「患者様のみなさまへ
人間はいつか必ず老いて死にます。
病院に、通っても、救急に来ても、手術を受けても、いつかは死にます。
なぜだかはわかりません。生命あるものはそういうふうにできているのです。
同じ病気で、同じ治療をしてもAさんは治り、Bさんは治らないこともあります。
同じ人間でも、去年は、この治療で治ったのに、今年は治らないこともあります。
そうでなければ、みんな不老不死になってしまいます。
以上、ご理解の上、病院に来てください」

こんな張り紙、みんな、「ふざけるな!」と破り捨てるのではないだろうか。

そう、かつて私が書いた「大丈夫の論理」。

「百%がないことがわかっていても、任される側がそれを口に出すと顰蹙をかう。任される側も、大丈夫、と言ってあげたいのだ」

わかりやすい例が受験のための塾の指導だ。

「全員合格するぞ！」「勝つことだけをイメージしろ！」

もちろん百％合格などということはないことはみなわかっている。

だが、「何人かは落ちますのでご了承ください」なんて塾に張り紙してあったら。

「わかってるけど、受験終わるまでこんなこと書くなよ！」であろう。

医療も本来は同じ。「治療が済むまで、治らない可能性は言ってほしくない」のが本来の姿。

駄目な可能性を最初に言うのは、「努力すれば報われる」の日本人の大好きなプラス思考にそぐわない。

医者だって、成功率八十％の手術をするとき、二十％になると思って手術しまい。

しかし受験も医療も百％はない。

そのとき、この不確実性をあらかじめ口に出さなかったように、結果が出た後でもあえて口に出さない。これが本来の姿だ。

ところがこの「口に出さない」不確実性の部分を「なぜ発信してこなかったのだ」と、無理やり言葉に表すことを要求しているわけである。

というわけで、われわれ医者としてはすごく違和感がある。

前述の報道ディレクターは、こうおっしゃるかもしれない。

「そんな抽象的なことじゃない。具体的な治療の不確実性の話だ」

それは患者さん向けにしているはずだ。

その結果が、異常に増えてしまった同意書、承諾書の山だ。

ありとあらゆる何万分の一の可能性のことも書くようになってしまった。

鎖骨の大きな静脈にリザーバーを留置するのに、承諾書には「心停止の危険」などと書いてあるのである。

もう、「口に出さない」どころではない。

日本人はなぜこんなにおかしくなってしまったのか?

ある統計では「医療事故に刑事罰もやむなし」と六十%の方が考えているそうである。

治療のかいなく患者さんが亡くなったことが、何で業務上過失致死?? という討論すら通じない。

バスの運転手が事故を起こして客が亡くなれば、業務上過失致死、それと何が違う、医者だけを特別扱いする必要はない、などと言うのである。

あの～、バスの客と違い、患者さんは最初から死にそうな状態で来ることも多いんですけど……。

本当に医療側の発信で、この考えを何とかできるのだろうか。

それでも「医療が発信する時代」らしいが……

「ジャミックジャーナル」という雑誌の二〇一〇年十一月号に、『チーム・バチスタの栄光』(宝島社、二〇〇六)で有名な作家、海堂尊氏がこう書かれている。

「こういうことをやっています、と自分から発信しないと、社会の評価が下がる時代になってしまった」

「これまで医師はそういうことをやるな、という教育を受けてきたんです」

私が書いた「言い訳をせず黙々と誠意をもって働く」美学の時代と同義であろう。

しかしやはり医療の情報発信は難しい。

医療本が、「病院に行かず治る」本か、「名医ランキング」本しか売れないように、やはりみんな「普通の医者が頑張っている」話なんか興味ないのである。

だから、海堂氏の言うところの発信を続けていると「私はこんなすごいことをやっているスーパー名医だ！」という情報のみが残ってしまうのではないか。

これは前述の「なぜしてこなかった」と責められている「医療の不確実性の発信」とは逆方向ではないか。

テレビディレクターに聞いてみたい。

『医療の限界を特集する！』なんて番組、みんな見たいだろうか。

なんか私は「発信ができない！」という発信を続ける自己矛盾に陥ってしまったようだ。

私が発信したいのはやはり日本人のソフト面（心）の問題だ。

次章では、私が義父の闘病を通じて気づいた「医者と患者のすれ違い」について、書かせていただこう。

Ⅲ　なぜ医者はよき「ロスタイム・ライフの審判」たりえないか

――義父の闘病で気づいた「医者と患者のすれ違い」

高齢者延命治療へのベタな批判

昔からあるベタな医療批判に「医者は（病院の収益のために？）（安易なヒューマニズムのために？）老人の無駄な延命治療に必死である」というものがある。

この問題は表面的には「総論賛成、各論反対」のパラドックスの問題であるが、奥深くには老人の存在意義、ひいては「人間の生きる意味」までつながっていく。論じつめているとそれだけで一冊の本ができそうだ。

父が二〇〇〇年に他界してから、私なりに考え続けてひとつの結論を出したつもりでいたが、二〇一〇年、義父の闘病を見て、お恥ずかしながらまた私は再び混乱している。

私の言う高齢者医療の「総論賛成、各論反対」とは次のような意味だ。自分の将来となると、

「寝たきりでだらだら生きるのはいや」

「ただ生きてるだけでは意味がない」

「点滴やチューブで生かされるのはいや。人間らしく（自宅で？）死にたい」
「日本全国の医者はそういうことを考えずに治療して寝たきり老人を増やし、莫大な老人医療費が医療保険を圧迫している」

こう言う人々は、将来、自分が病気になってもそう思うだろうし、総論としては矛盾はない。

ところが自分の親（各論）となると、全然みな話が変わってしまうのだ。入院している自分の親に対しては、まさしく各論反対。「もういいです」なんて絶対言わないので、親の身体につながるチューブもどんどん増えてゆく。

どうしてこういうことになるのか、私も自分の父の入院で経験したのでそれを説明しよう（ただし、まずこの章の前半に言及する延命治療とは、癌でない患者に対する治療である。癌ではその種類、進行度、治療の選択肢、癌に対する考え方、人生観で状況が大きく異なるので、とても一元的には語れないであろう）。

私の父も病に倒れる前から「寝たきりでずっと生きるのはいや」「意識がなければもう何もせんでいい」「人工呼吸器につながれるなんか絶対いやだ」と言っており、私もそう思っていた。

二〇〇〇年三月、持病のパーキンソン病が進行したのか、父は食欲がなくなりやせ細っていき、かかりつけの開業医の先生の紹介で、高知の日赤病院に入院した。

一時は内服で小康状態をとり戻すも、四月に風邪をこじらせてから再び食欲低下し、筋力も低下し、家に連れて帰れる状態ではなかった。

しかしその理由で、日赤病院にずっと入院し続けることはできない。息子が医者だからといって、特別扱いされるわけでもない。

急性期病院の介護病床に転院し、朝、夕の食事がわりの点滴が続けられた。さて、この時点で右の老人医療批判に従えば、

「寝たきりで自分でごはん食べられなければもういいです。医療費の無駄遣い。点滴を止めてください」

と主治医に言わなければいけないはずだ。

あなたの親なら言えるだろうか？　言えないのだ。

たとえ食事が摂れず寝たきりとはいえ、本人は意識がはっきりしているのだ。会話もで

きる。しかもまだ七十一歳だ。平均寿命にも達していない。

昔、心筋梗塞をやっているが、現在、心不全も起こしていない。低栄養以外、検査データも異常ない。そして何よりも癌の末期とかじゃないのだから、

「点滴しているうちにまた元気になって、食事摂れるようになって、リハビリして退院できるかも」

と、われわれ家族は思うのだ。そして実際、元気になる可能性は、少ないながらもあるのだ。

現実には末期のパーキンソン病で、再び自力でごはんを食べ始める可能性はほとんどないことを医者である私にはわかっていたが、それでもわずかな可能性にかけて、「もういいです」とは言えなかった。

よく高齢のおじいちゃん、おばあちゃんが入院して日に日に弱っていくとき、家族の方が、

「でもきのうまではごはん食べてたんですよ！」

「きのうまでは歩いてたんですよ！」とよく言う。

私は、「きのうできたことが今日できなくなる。それが年をとるということであり、病気というものですよ」

と説明しつつ、心の中で、

「きのうできたことが今日も必ずできるのなら、世の中のおじいちゃんおばあちゃんはみんな不老不死じゃないか。なんでそんなことがわからないんだろう」と思っていた。

だが父がこういう状態になってわかった。まさしくそれが家族の思いなのだ。きのうどころか、「数カ月前会ったときは元気だったのに」と私も思った。

ＩＶＨと胃瘻と気管切開

一カ月点滴を続けても、やはりやはり父の食欲低下、全身衰弱は改善しなかった。しかし末梢の点滴だけでは栄養は足りないし、だんだん手足の血管も点滴が入りにくくなる。

主治医の先生よりＩＶＨまたは胃瘻の打診があった。

私はお願いします、と電話で答え、最終的にはいくつかの理由からＩＶＨとなった。

しかし、その後も父は日に日に弱っていった。痰が多くなり息苦しさを訴え、熱も出る。抗生物質の投与で軽快してもすぐまた元に戻る。

これはパーキンソンのみならず、脳梗塞後や老衰の寝たきり患者でよくあることである。肺炎とまでいかないが、唾液や痰を寝てる間に少しずつ気管に誤嚥しているのだ。寝たきり、低栄養で抵抗力が弱っているので、細菌が繁殖し痰が増える。その痰を外に排出する力がないのでいつまでも気管支炎が治らないのである。

痰が増え、呼吸苦を訴えるたびに、看護師が痰を吸引するがきりがない。

ついに主治医より気管切開および急性期病床への転室の打診があった。気管切開をしておけば、すぐにそこから痰の吸引ができ、しかもかなり奥の痰まで吸える。

自分の担当患者の病状の落ち着いている週末を利用して、神戸から高知に帰った私は、母と相談し、お願いすることとした。

「もういいです」とは言えなかった。

なぜなら、本人が息苦しがっているのは見た目にもつらい。息苦しさはとってあげたかった。べつに人工呼吸器につなぐわけじゃない。自分の力で呼吸して、痰が詰まらないようにするだけだから、と自分を納得させた。

そして父も息苦しさは負担だったのだろう。うなずいてＯＫした。

こうして父は「寝たきりになれば何もしない」どころか、ＩＶＨと気管切開という現代医療の二大恩恵を受けることとなった。

寝たきりであるが、栄養補給と痰の管理はしているので、再び心筋梗塞でも起こさないかぎりは、とりあえず急にどうこうということはないだろう。

「でも残念ながら」と、主治医の先生は言った。

「長期的展望はありませんね」

なるほど、と私は思った。そういう表現法もあるのだ。

「今後、元気になって自分の力で歩いたり、自分の力でごはんを食べたりすることは考えにくい。あとは病院で死を迎えるだけです」

という表現は、あまりにもストレート過ぎてつらい。「長期的展望はない」というのはすべてを含んだ婉曲表現である。

ここまでしながら矛盾してるようだが、

「急変時、自発呼吸が戻らないときは、これ以上はもう結構です。人工呼吸器にはつながないでください」

と、お願いし、私は神戸に戻った。

父の急変とI君の点滴

数カ月後の七月の土曜日の朝、高知の母より神戸の自宅に電話がかかってきた。

父の意識がなくなり、呼吸状態もおかしいという。

私は急遽、自分の病院での担当患者の代行をたて、高知に帰った。

主治医は不在だったが、当直医が状態の悪くなった父の治療をしてくれていた。

私は父が急変するとすれば、心不全か肺炎だろうと思っていた。だが当直医の説明ではそうではないようだ。胸の写真で肺も心臓もきれいだというのだ。

呼吸も促迫しているが、血液ガスも異常ないという。だがすでに意識はない。

翌日、日曜日に緊急で出していただいた採血の結果は、意外なことに極端な低タンパク状態と急性腎不全の値を示していた。それもかなりひどい値だ。たしかに尿が全然出ていない。カリウムも六台であり、このまま尿が出ないと数日で心臓が止まるだろう。

日曜日の朝、主治医の先生はわざわざ病院に出てきていただいたが、採血の結果を見て、

「私には何が起きたのかよくわからない。循環器の先生と相談して治療していきます」

とおっしゃった。そして父につながれた点滴を見て私は呆然とした。カリウムが高い状態なのにカリウム入りの点滴をしているのだ！

水分、電解質管理は、派手さはないが、その医者の臨床能力、全身管理能力を表すバロメーターだ。

父の主治医の先生は私よりかなり年上のベテランなのだが、その年齢の先生にありがちなように、全身管理はいまいち得意でないようだった。

そしてまた、医学的に得るものがあるわけでもない長期的展望のない父の治療に、それほどモチベーションも湧かないのだろう。

しかし、人工呼吸器にはつながないでくださいとはお願いしたが、点滴内容がどうでもいいとまでは、われわれ家族も思っていない。

私がもし自分の勤める病院で、父と同じ病態の患者を担当すれば、ベースの点滴はカリウムの入ってない維持輸液にして、タンパク製剤を入れつつ、血清浸透圧が正常に近づき尿の色が薄くなってくれれば、利尿薬を注射するだろう。

それにしても父のデータは不思議だった。父は今まで肝臓、腎臓が悪いと言われたことは一度もないのだ。

細菌感染による敗血症から多臓器不全になったにしては、炎症所見のデータがない。また普通、これだけ血中タンパクの値が低いと、血管内の水が血管外に移動し胸水、腹水が溜まるはずだが、体内のどこにも水が溜っていない。

しかし、わずかに出る尿の色、および血中のナトリウムなどの値からみて、血管内が極度の脱水なのはたしかだ。

私の診断としては、種類を変えつつも数カ月ずっと投与され続けた抗生物質で薬剤性ネフローゼという状態になったか、あるいは毎日投与されるＩＶＨの栄養、水分の量がインアウトのバランスでマイナスであり、数カ月かけて少しずつその借金が溜まり、異化が亢進、極度の脱水、腎不全になっているというものだ。

だが、もしそうだとしても、主治医の先生を責められない。在宅で寝たきりなら、数カ月前の時点でこうなっている。

病院でIVHしていただいてるだけでも感謝である。医者数人で何百人もの寝たきり患者を見なければならない一般病院に、救急病院のような厳格な全身コントロールや短い間隔での検査（採血、レントゲン）を求めるのは無理なのだ。

私は自分の勤める病院の同僚に電話して、意見を求めた。彼の診断も私と同じだった。

「いずれにせよ腎不全で尿が出ないのなら、救急病院に移して大量に輸液しつつ緊急透析したらどうだ？」

と彼は言った。だが寝たきりなら何もしないどころかIVH、気管切開とまでお願いしてきた私と母は、意識のない父に再び緊急透析用の大きなチューブを足の血管から入れるために、わざわざ大病院に転院する気はもうなかった。

その日の午後、病室で父に付き添っていると、主治医の先生に依頼されたのだろう、私と同じ年頃の循環器の医長の先生が入ってきて父を診察し、もうひとりの若い医者と、

「維持輸液を点滴しても、これじゃあ血管内脱水は改善しない。別の点滴を考えよう。呼

吸状態はいまいちに見えるが低酸素じゃなく、腎不全に対する代償性過呼吸じゃないかな」

と相談を始めた。私はよろしくお願いします、と言おうとしてその先生の顔と名札を見て思わず、

「あっ！　Iやないか」

「あっ！　村田か」

第一章で手紙を紹介した高校の同級生のI君だ。たしか高知医大に行ったはずだ。勉強嫌いの私と違い、こつこつ努力型のタイプである。自分と同じ時代の臨床研修を受けている彼が現れたことで、私はすごく安心できた。私は彼に言った。

「これでおれも神戸に帰れる。良くなっても悪くなっても、お前にあとは任せた」

I君の指示でタンパク製剤の点滴と、高ナトリウム、高カリウムに対してカリウムの入っていない輸液と蒸留水を半分ずつ混ぜ合わせたものの点滴が始まった。また点滴更新時には、私の意見も聞いてくれた。

父の最期——お迎えはいい時にくる？

火曜日の午前、これ以上仕事に穴を空けるわけにはいかない私が、神戸に帰るために自宅で荷物を鞄に詰め込んでいるとき、父の呼吸が停止したと病院の母より電話が入った。私が駆けつけるまで主治医団は、心マッサージをしてくれていた。私は病室に入り、

「ありがとうございました。もう結構です」

と言った。

午前十一時十分。父は永眠した。

転院して数カ月である。あっけない。

高齢になってもいろんなことをする夢をもっていた父だが、夢を追うどころか、最後の数年はほとんど寝たきりのまま、七十一歳で死んでしまった。今でも元気な七十歳前半の患者さんを診察するとき、

「ああ、父はこの人の年齢のときにはもうこの世にはいなかったのだなあ」

と思ってしまう。

私にとって（父にとってではない）まだ幸いなのは、最後に同級生が準主治医をしてくれて指示を出してくれ、私もその治療に参加できたことだ。

私の最後の親孝行であった。また勤務医という自由のきかない多忙な職業にありながら、奇跡的に故郷の父の最期を看取れた。

世の中どんな職業でも、親から離れて暮らしていればプロとして仕事を優先し、親の死に目に合えない人のほうが多いだろう。

私も土曜日に呼ばれたので高知に帰れたが、平日なら無理であっただろう。また高知にいる間、神戸の病院の仕事は多くの医者にいやがられずに代行、サポートしていただけた。

これも病院に勤めてそのとき、四年目のときであったので、みんなにお願いできたが、勤めて一年目の医者なら顰蹙だったかもしれない。本当に運がよかった。

よくホスピスの医者が「最もいい時にお迎えがくる」とか書いているが、それは残されたものの結果論だろう。

たしかに私の例でも仕事の合間を縫って高知に帰れたし、まさしく神戸に帰ろうという直前に引き止められるかのように父が他界したので、いい時にお迎えがきたかのように見える。

しかし、家族にとってみれば親の「今ならもう亡くなってもいい時」などない。私も昔は「せめて僕が社会人になるまでは元気でいてほしいものだ」と思っていたが、社会人になれば、今度は「せめて僕の結婚式に出るまでは」となり、「孫の顔を見るまでは」となり、「孫の記憶に残るぐらい孫が大きくなるまでは」「孫が空手をしてるところを見てもらうまでは」とはてしなくのびてゆく（そういえば父は「孫が大きくなったら見せる」などと言って、自分の昔の空手着を保存していた）。

先日、ある病棟で患者さんが亡くなるとき、家族が、

「さあ、じーじにお別れしなさい」

と言い、孫らしき小学生の男の子が患者さんの耳元で、

「じーじ。今まで遊んでくれてありがとう」

と言っていた。

それを見て思わず涙ぐみそうになってしまった。

父もせめてもう一年生きていれば、孫にこう言ってもらえたかもしれないのだ。

苦しみから解放された？　Hさん

さて、父の闘病とほぼ時期を同じくして、私の担当患者に脳梗塞後の認知症のH氏がいた。

嚥下性肺炎を繰り返すため、胃瘻を造るも、それでも胃液が逆流するのかやはり肺炎を繰り返す。肺炎のみならず不整脈、心不全もよく起こし、しばしば危篤に陥った。

私は父の亡くなる前の点滴の思い出があったので「もういいや」とは思えず、そのたびに心臓の薬や抗生物質を使って、点滴加療で危篤より元の状態に戻していた。

転院待ちしている間にすぐ状態が悪くなるので、なかなか療養型病院に転院できず九カ月近く当院で診たが、やっと落ち着き、転院していった。

数カ月後、H氏の息子さんから病院にEメールがきた。

「昨日、父は永眠いたしました。また肺炎、心不全を起こしましたが、もう何もせずに自然に診ていただきました。これで父も長い間の苦しみから解放されました」

私は呆然として、画面の前からしばらく動けなかった。

「苦しみから解放された」だって！　私が九カ月間必死で危篤状態から何回もよみがえらせていたのは、家族にとってはH氏の苦しみをずるずる長引かせていただけに見えていたのか！？

そのとき気がついた。患者さんに点滴、チューブ加療をしても父のように一、二カ月で亡くなってしまうと、家族は、

「あっけない。もう一年ぐらい何とかならなかったのか」

と不満が残る。しかし一年近くだらだらと寝たきりが続いて亡くなると、

「見ててつらい。なんのための一年だったんだろう」

とやはり不満に思うのだ。

結局家族にとっては、患者が自分で食事をし、歩くようにならなければ不満が残るのである。

命を救っても寝たきりのままでは駄目なのだ。

だが現実にはほとんど寝たきりとなり、元気になる可能性は低い。

これが世間一般の老人のチューブ治療をいやがるわけだろう。「本来回復するための一時的なチューブ治療がゴールになってしまっている」と批判されるゆえんだ。本来、教科書的には胃瘻の適応の中に「単に食事が摂れないだけ」は入っていないのだ。

たしかに一時的なチューブなら、みないやがらないだろう。だが現実には多くの場合そのまま弱っていく。チューブを入れる時点ですでに食事が摂れないほど弱っているのだ。抵抗力も弱っており原疾患も進んでいるだろう。合併症があとからあとから出てくるのは避けられない。

われわれだって喜んでチューブ、点滴加療をしているわけではない。**何もしなければ数カ月どころかそこで終わってしまうのだ。やはりおうちの人が「もうけっこうです」と言わないとやめられない。**

むしろ家で死なせたいと言いながら、家族が百歳でも「ご飯を食べない」と病院に連れてくることに問題がある。連れてこられたら、医者は何もせずに看るわけにはいかない。

しかし家族を責められない。その時点では点滴一本で、すぐ良くなって自宅に帰れるかもしれないし、またそれを期待してるからこそ連れてくるのだろう。在宅加療のジレンマである。

そういう私も、自分の父が最期に心臓、呼吸が止まる瞬間まで「もう（治療は）いいです」と言えなかったわけだ。

まだ七十一歳だからなどと言い訳したが、もし父が九十歳なら言えただろうか。やはり言えなかったような気がする。

本によれば「アメリカでは九十九％回復しない状態への点滴、治療はすべて不毛とみなして中止する」そうだ。しかし一個人に対して、一％の可能性は不毛だろうか。また何をもって九十九％駄目と言えるのか。

私も、高齢者医療の総論、各論のパラドックスから逃れることができなかった。

結局（私自身も経験したように）家族は「できるかぎりのことをした」「それでも駄目だったからしかたない」という納得がほしいのだ。

私も最後にI君が父を診てくれたからこそ、納得できたわけだ。たとえ駄目でも頑張って治療してる、という空気が、人生の幕引きには必要なわけである。

しかし「できるかぎりのこと」をすべての老人に与えていると、確実にいずれ保健医療は破綻してしまう。これが泥沼から抜け出せない老人医療のジレンマだ。

高齢者の濃厚医療は「なぜやめられないかわかりました……」

簡単に「高齢者の濃厚医療をやめるべき」と口で言うのはたやすい。どの本もすぐに「死と戦うのではなく安楽な最期を迎える治療を！」と書く。だが、現場ではそんなに簡単ではない。

ある研修医K先生はこう言った。

「医者になっても、高齢のおじいちゃん、おばあちゃんには、濃厚な治療はせず、痛みをとる治療以外はしないでおこうと思ってました。なぜ治療がやめられないか、医者になって初めてよくわかりました」

五年前のことだ。八十九歳のおばあちゃんが脱水、食思不振、筋力低下で当院に緊急入院してきた。K先生が担当医となったが、入院二日後より呼吸状態、意識レベルともに悪化し、ウイルス脳炎もしくは脳出血が疑われ、緊急で胸部X線、脳CTを撮った後、気管内チューブを挿入し、人工呼吸管理となった。

当院は大学病院ほどではないが、研修医指導施設なので、指導医たちの容赦ないきびしい指導がK先生に対して始まる。

人工呼吸管理なので、毎日、血液ガス分析をして呼吸器の設定を考えねばならない。点滴が入りにくいので、鼠径部よりＩＶＨラインの挿入。

心不全にならないよう尿量チェックと利尿薬、強心薬の指示。さらに指導医たちは次々Ｋ先生にアドバイスという名の口撃を浴びせかけていく。

「血小板が少ない。ＤＩＣ予防の点滴をなぜ始めないいんだ！」

「抗ウイルス薬を増量して入れろ！」

「痰が汚い。抗生物質を変えろ！」

神経内科の先生は頻回の髄液検査と脳波、脳ＣＴを求める。痙攣が起き、

「抗痙攣薬を投与しろ！」

「ウイルス性の可能性が高いのだからガンマグロブリン製剤を投与しろ！」

次々と治療、検査は増えていく。

まさしく「自宅で自然に見る」の対極、高齢者の超濃厚入院治療だ。

しかし意識レベルはその後もわずかしか改善せず、ずっと気管挿管チューブで管理することはできない。次は気管切開である。

誤解してはいけない！！　われわれと主治医は毎日のように、患者さんの家族に病状説明し、気管挿管の際も、何か薬を入れる際も、治療をどこまでするか常に確認をとっている。

だが常に家族の答えは「**できるかぎりのことをしてください！**」なのだ。

家族の回復を願うひたむきな姿に対して、

「でも意識が戻らないかもしれない八十九歳の方にここまですることが、日本の老人医療財政のパンクの原因なんですよ」

などと言える医者はいないだろう。こうして前述のK先生の「**なぜやめられないかわかりました**」の科白となるわけだ。

ちなみに、この患者さんは動けないながらも意識が戻り、全身状態も改善して気管チューブも抜いたが、家族は医療費と個室代に「おむつ代も苦しい」と経済的に悩んでおられた。やがて療養型病院に転院していった。

みなさんはこれを聞いてどう思われただろうか。

「医者は末期医療をドル箱と思っている」などと書く老人医療批判家にぜひ病院に来ていただいて、主治医、家族と相談してほしいものだ。われわれが勝手に治療を減らせば殺人罪なんである。

そしてわれわれが終末医療以上に困るのが、高齢者が「ごはんを食べなくなった」というときだ。どこまで治療すべきあるいはすべきでないのか。そしてそれを決める基準は！？　何も決まってはいない。

ともかく、父の死とほぼ同時期のH氏の治療を経て、私は老人医療の自分なりの意義づけを常に考えるようになった。

高齢化社会になって、これから先、今まで以上に父やH氏のような衰弱した老人の最期を病院は看取ることになるだろう。

しかし膨大な数の末期の老人医療が、日本の医療保健財政を圧迫しているのはたしかに厳然たる事実だ。「これは無駄な医療ではない」と思うだけのモチベーションが、われわれ現場の医者にも必要だ。

高齢になっても仕事や趣味や文筆をバリバリこなし、入院はしたけれど一時的なもので「退院して早く、それらをしたい」という人もいるだろう。だがそういう人はごく少数だ。私の父も、

「もうこの身体では仕事も空手もできないし、家へ帰っても毎日食べて寝てだけの生活なら何のために退院をめざしてるのか（病気と闘っているのか）わからんな」

とよく言っていた。

寝たきりや半身麻痺や認知症の患者さんならなおさらだ。少なくとも彼らが元気になって退院して何かをするため、社会で何か役立つための治療ではない。酷な言い方だが私の父と同じく、社会的には何のために生きてるのかわからない。

このように老人医療の意義を考え始めると「老人の生きる意味、生きる価値」を考えることになり、それは老人にとどまらず「人間の生きる意味」につながってゆく。これでは簡単に答えが出るわけがない。

私はずっと考え続けた。

「ロスタイム・ライフの審判」と「寝たきり老人の生きる意味」

父が他界してから多くの高齢者医療の本、死生観の本を読んだが、「そうか、なるほど！」と納得できるものはなかった。

それはそうだ。簡単に答えの出ない世界だからこそ、世の中、古今東西数えきれない宗教、哲学が生まれてきたのだろう。

私が私なりに当時考えたのはこうだった。

『ロス：タイム：ライフ』という名ドラマがある。死を迎えた主人公の前に突如、謎の審判が現れ、それまでの人生のロスタイム（無駄にした時間）が提示される。時間は止まり、主人公はやり残したことをやり、満足して死を迎えるというドラマだ。

すべての人は死ぬ。

いわば人生は「長い、長い、ロスタイム・ライフ」。

医者は最期にはよき審判になればいいのではないか。

たとえば、高齢のおばあちゃんが肺炎、心不全で入院してきたとしよう。治療して改善し、退院。しかし、またいつかは入院してくるだろう。治療して改善。しかし、いつかは戻らず永眠される日がくる。もしそうでなければ、すべての人間は「病院に行けば不老不死」になってしまう。

ということは、医者が治療して延長した時間が「ロスタイム・ライフ」。その間、家族とも話ができただろうか。孫と会えただろうか。

最期は、医者は治療ではなく、臨終に試合（人生）終了のホイッスルを吹く。

こう考えたのだった。

ただ、Hさんのように、ずっと寝たきりで入院している親を見て、なかなか子どもは「いいロスタイム・ライフ」とは思えない。本人もそうだろう。

私自身も、寝たきりで動けないＩＶＨの栄養で生きている父を見て、「これじゃ何のために生きてるんだか……」と思っていた。

だが、父がいざ他界すると、想像以上にその喪失感は大きかった。

「ああ、生きてるとはいえない状態と本当に死ぬのはやはり全然違う。死ねばもう二度と病院に会いにくることもできないのだ。父はもうこの世のどこにも存在することすらないのだ」と思った。その差は大きかった。

しかし、だからといって、そんな理由で「寝たきりでも意識なくてもずっと生きてほしい」と思うのはあくまで家族側の勝手な論理であろう。

そこで私は「(高齢者が)寝たきりでも、チューブ栄養でも生きる意味」を私なりに考えた。

たとえばよく、「長寿社会の日本、六十歳からまだ二十〜三十年ありますから、第二の人生に準備を!」

などという記事を見るが、私は祖父、父ともに六十代前半で倒れているので全然ピンとこない。

厚生年金もなんでこんなに多く給料から引かれるんだ、と思い、

「七十歳過ぎれば、払った金額よりもらう金額が多くなります」

なんて言われても全然、うれしくないのだ。

だが、父がもし、寝たきりでも、痴呆でも、チューブ栄養でも今、八十二歳で生きてい

れば、また感じ方も違っただろう。

というわけで「寝たきり高齢者」の場合は、医者の役割は人生の幕引きを残された息子、娘に見せて、自分たちの残りの人生を頑張ってもらうホイッスル吹き。

そういう二つの考えを私は本に書いた。

もちろん書きながら、医療のすべてがこういう考え方で説明がつくわけではない、とすでに気づいてはいた。

たとえば、この「人生の幕引きは子どもへのメッセージ」という考えは、子どもがいない寝たきり高齢者には適応できない。

また私の「ロスタイム・ライフ」の考えはあくまで高齢者向けであり、小児科、産婦人科領域には当てはまらないだろう。

どういう最期でも怒る遺族たち

その後も医者が「ロスタイム・ライフ」の審判になることの難しさを次々と実感させ

られた。

たとえば、病院へのあるクレームを見ていると、数時間前まで会話していたおばあちゃんが急変して亡くなった例で、家族、特に息子さんは、

「数時間前までしゃべっていたのに！　悪いとは聞いてない！」

と病院に対して激怒している。

私など、自分の父が亡くなる数カ月前からもう会話もできなかったので、亡くなる直前まで会話できるなんてうらやましいと思っていた。

だがどうやらそうではないようだ。

しかもこの例では、そのおばあちゃんは今までも何度も緊急入院して、改善して退院されている。

今までの数回の入退院を「本当ならあそこで死んでたかもしれないところを病院で延長した」というような「ロスタイム・ライフ」的延長感覚は家族にはまったくないのだ！

そしていつかは訪れる「治療してもかなわず永眠される」ときに、激怒する。

私はネット上の、自分の親の病気や死に対して一般の方の書かれた文章を探して読んで

みた。

もう愕然であった。

何をしても医者は家族から憎悪の対象になるのではないか？　とさえ思えた。

たとえば、末期癌の親に栄養の点滴加療をすることを、

「無駄な延命で苦痛を延長させられた」

と書いているかと思えば、別の方は逆に、

「少量のカロリーの点滴しかしてくれなかった」と病院を訴えている。

ある方は、急変してＩＣＵに入院した父親が、おそらく検査上、致命的な結果であったのか、医者に、

「もう人工呼吸、昇圧薬を中止しましょう」と言われて、

「この医者の判断で、父は命を奪われた」

と書かれている。

しかしこの方は、「こんなになるのなら、救急で連れて来るんじゃなかった」

と書かれているので、もし延命行為を続けて意識不明の寝たきりが続けば、同じセリフ

「こんなになるのなら……」とやっぱり言ってたのではないか？

次は新聞への投書だ。

「あと一週間だと思うので、遠くの親戚にも連絡してください、と主治医に言われた。温かみのない冷たい言葉だ。しょせん、勉強ばかりして勝ち抜いてきた人間には人の痛みがわからない」

おいおい。

「大丈夫ですよ。頑張りましょう」

と言っておいて、一週間後に亡くなったら、前頁のクレームの息子さんのように、

「悪いとは聞いてない！」

と怒るのではないのか？

まるで完全に冷え切った夫婦間で、夫が何を言っても怒る妻状態（私の家庭のことではない）だ。

それと同じで、治療してもしなくても、病院で亡くなると「病院で命を奪われた」と思う今の日本人の死生観では、何を言っても家族は怒るだろう。

何度も言うが、これは医者の増員や医療費の増加で防げるんだろうか？

けっきょく子どもは、病院での親の寝たきりも、親の急変も受け入れられない。受け入れられるとすれば、ゆっくりゆっくり親が弱っていって、周りに「ありがとう、幸せだったよ」と言い、眠るがごとく安らかに逝く……ぐらいだろうが、まずこういう最期はない。

唯一、例外はゆっくり弱っていく癌のときだろうか、と思っていた。

だが、義父の闘病を通じて、それも難しいことを知らされた。「ロスタイム・ライフ」の時間の提示。それは現実には簡単ではなかった。

実は患者さんには説明が伝わっていない……

義父は八十一歳のとき、貧血とCEA高値の精査にて、私の勤める病院で大腸内視鏡検査を行い、S字結腸に全周性の進行癌を認めた。手術目的で外科を受診したが、術前の検査で肝臓に転移を認めた。

転移巣が小さければ、大腸切除+肝切除になるところであったが、両葉にまたがっていたため、①大腸のみ切除したのち化学療法、もしくは、②化学療法で原発巣、転移巣をともに小さくしてから大腸のみ手術、という選択肢があった。

外科、腫瘍内科のカンファレンスの結果、②が選ばれた。

そのことに対する医学的な討論はここではおいておこう。

「八十一歳でそこまでせんでも」という方もおられるだろうが、元気に日常生活をし、食欲も旺盛な義父。「何もせず経過観察」とはならなかった。

外来にて、②の治療につき、外科の先生から義父、義母に説明があった。私も同席した。

外科の先生は肝臓のCTを見せながら、なぜすぐ手術しないかを細かく説明をしてくださり、最先端の化学療法（従来の化学療法+分子標的薬アバスチン®〔ベバシズマブ（遺伝子組換え）〕）なので、入院しての二十四時間点滴を数週間おきに四~五回行うことを説明された。

四~五回の化学療法で効果がなければ、その時点でまたどうするか相談しましょう、ということであった。

さて、外来受診を終え、入院予約をして自宅に帰ると、私は義父、義母ともう一度話をした。

そして義父の質問に愕然とした。

「どうして腸の病気なのに、肝臓の写真ばかり見せられたんだろう?」

「点滴すると治るのか?」

「手術はなぜしないの?」

それが今日、説明を受けたことなのに……。まったく説明が伝わっていない!

義父の闘病を通じて、医者と患者の間の感覚の差、無意識のすれ違いなど多くのことを教えられたが、最初に気づかされた衝撃の事実はこれだ。

実はわれわれ医者が思っているよりはるかに、患者さんはこっちの説明を理解していない。

いや、考えてみれば無理もない。

私もかつて家の改修で、説明にきた業者が図面を見せて、説明してくれてもチンプンカンプン。

実家の土地のある書類のことで、区役所に問い合わせに行ったときのこと、私が途中で

ある質問をすると、担当の方はイライラした口調で、

「それが今、説明したことじゃないですか！」

そう、こういうものなのだ。

ある専門分野について、まったく知識のない人間が、その専門家から話を聞くというのはこういうことなのだ。

ましてや高齢で、少し耳も遠く、緊張している状態。

「はい、はい」とうなずきながら聞いているが、途中からよくわかっていない。

義父も、外科医の先生の説明に「はい、はい」とうなずいていたが、何もわかっていない。

何を質問していいかもわからない状態だっただろう。

いわば、パソコンを使ったことのない高齢者に、プログラミングの説明をしているようなものなのだ。

現在は、すでに述べてきたように、

「説明するには専門的過ぎるから、医者に任せてください」

が、できない時代。

いろんな選択肢を提示しなければならない。

極端な話、患者さんには「何もしない」という選択肢、つまり治療を拒否する権利もあるわけだ。

だが、もともとの説明が理解できていないのに、選択するもくそもないではないか。

義母も、基本的には「抗癌薬は使いたくない」と昔から言うほうだったが、そういうセリフを出すタイミングもなかったであろう。

私は困った。

何もしないという選択肢も提示するためには、「何もしないとどうなるか」ということを言わねばならない。

これも、義父を見ていてわかったのだが、
一般人は、「症状がないうちに見つかれば、癌でも早期のもので、ほっといてもしばらくは大丈夫」

と思っているのだ。

だが、手術のできない末期癌なのである。

何もしなければあと半年、の可能性もある。

そして化学療法が効かない可能性もある。

転移のある大腸癌は、治療をして平均二年らしい。これは転移巣も手術で取りきった根治組も入ってるだろうから、義父の場合はもっと短いだろう。

アバスチン®の場合はまだ統計そのものがない。しかし統計があったとしても、これらをすべて義父に言えるか？

もともと私の「医者はロスタイム・ライフの審判たれ」という考えは、父が他界したとき、遺品を整理していて、書きかけの文章や、読みかけの本を見て、

「ああ、父さんはまさか今回の入院で、もう家に帰ってこなくなるとは夢にも思わなかったんだな」

と思ったことにもよる。

もし予測がつくのなら、残された時間を明確にすることで、好きなことをしてもらい、周囲の家族にも言うべきことを言ってから永眠することが、本人にとっても周囲にとって

も幸せなのではないかと考えたのだ。

親の死を受け入れられない子どもも、心の準備ができるのでは、と思っていた。

義父に何も言えない私と、忘れてゆく義父

だが、私の考えは甘かった。

「ロスタイム・ライフ」の提示は至難の業であった。

義父を前に、「おとうさん、何もしなければ半年、治療しても一～二年。好きなことをしましょう」

などとは言えなかった。

その理由は多くある。

本人は「点滴で癌が消える」と思っているのである。

仮に、化学療法が効いて転移巣が縮小し、大腸の手術をしても、転移巣が消えたわけではない。根治ではないのだ。

しかし本人が「癌が消える」と治療意欲を燃やしているときに、「寿命をロスタイムのように延長しただけですよ」とは言えないのだ。

義母は言った。

「昭和一桁生まれのあの世代はね、つらくても我慢して頑張れば、いい結果が出ると思い込んでる世代なのよ」

「……」

義父が癌になって初めて、最期の時を明確にする方法は、日本の高齢者の癌医療になじまないことを痛感した。

実際、主治医に余命を宣告されて、「ロスタイム・ライフ」の提示どころか、「いきなりの死刑宣告!」と書いてある方もいる。

小学生の教科書に「三年峠」という昔話が載っている。「命はあと三年」と聞いただけで、悲しみのあまり寝込んでしまうおじいさん。

これが日本人なのだ。

「何でも好きなことをしてください」という言葉も実は言いにくいことに気づいた。意外とみな明確な「したいこと」がないのと、言われても患者は喜ばない。ある方は闘病記にて、医者に「好きなことをしなさい」と言われると、「見捨てられたように思う」と書いていた。

三十代、四十代の患者ならまだ子どもも小さいだろうし、いろんな準備もあろうから、余命の告知は必要だ。

しかし八十代の患者に、「さあ、いろんなものを整理、片づけましょう。家族のために遺産のことを書いておきましょう」

などととても言えるものではない。「よけいなお世話だ！　若造！」と言われそうだ。

他にも多く考えさせられることがあった。

高齢の夫婦にいくら病状説明しても、これだけ理解できていない。

で、現に義父も遠くに住んでいる自分の息子（つまりわたしの義兄だが）に電話していたが、

「なんかようわからんけど、すぐに手術はしないようや〜」

とか、

「どれだけ悪いのかようわからん」（末期癌だってば！）

など実にたよりない説明。

私があわててあとで義兄に電話して説明し直したが、思えばしかし世間の患者さん、こういうフォローはない。

遠方にいる子どもたちは、自分の親の電話だけだ。

絶対に世間の患者さん、病状がちゃんと子どもに伝わっていないぞ！

さらに驚くのは、人間の「忘れてゆく」スピードだ。

数週間経つと、義父は「説明を受けた」という記憶のみ残って、説明の内容はほとんど覚えていない！

さらに数週間経つと、「何の説明も聞いてないまま治療が始まった」などと言っている！　いや、冗談ではない。たぶん、世の中の患者さんはこんなものなのである。

そう考えると、よくある患者からの家族からのクレーム、

「何の説明も聞いていない！」

「うちの親はこんなめにあったと言っている！」

など、実は親への説明が「伝わってない」だけではないのか？

ということは、やはり、高齢者の患者さんに病状説明するときは、息子さん、娘さんを呼ぶべきということか。

しかし、主治医もいちいち家族を呼ばないし、現実問題、

「では、病状、治療を説明しますから、遠くにいる息子さんを呼んでください」

「え〜と、では来週に」

などとしてたのでは、治療開始が大幅に遅れてゆく。

患者さんは実は医者の知らないところで怒っている……

「ロスタイム・ライフ」の件のみならず、義父の闘病を通じて、

「えっ！　患者側からはこう見えているのか？」

「こんなことで怒っているのか？」

ということは実に多かった。

思い出すままにそれを順番に書かせていただこう。

義父は入院しての化学療法を開始した。一日入院して二十四時間点滴。数週間後、採血で白血球減少なければ、また一日入院。これを繰り返す。

さて、一日入院して翌日、退院のときに、当然治療費の請求書が回ってくる。

これがびっくりするほど高い！

一割負担で数万円ということは、もともとの金額は数十万円？　アバスチン®その他が高いのだ。

「たった一日で数十万円？」

と義父はあっけにとられている。

ずっとサラリーマン世界で生きてきた義父にとってみれば、

「医療って、あこぎな商売やな〜」

と思ったかもしれない。

だが、実際には病院は儲けてはいない。

薬屋より高い薬を購入して、ほとんど利益なしで患者さんに渡しているわけだ。

だが、実は患者さんはそうは考えず、実際に払う病院に対して「高い！」と怒っているのである。

日本全国赤字の病院が多いために、診療報酬の引き上げが考えられているそうだが、結局患者さんが、

「払う金額が増えた！」

と病院に対して怒るだけではないのか。

これ、実は多くの問題を抱えている。

まず、高額の治療をしても、まったく効果のないことがある。あるいは一時的に改善しても、根治治療ではなく、またいつかは病気が進行することがわかっている場合もある。

より多くの金を払ってもより多くのものが与えられるとは限らない。

日本全国いまだに「医療はサービス業だ！」的意見は多いが、こうしてみてくると、医療現場にサービス業感覚、市場原理を持ち込むのはやっぱり無理だ！

しかもわれわれ医者は「金のことを患者さんに言ってはいけない。医者は金のことを考えてはいけない」という赤ひげ的刷り込みがされているので、

「この治療はこれぐらいかかります。高いですが払えますか?」

なんて言わないのだ。

ということは、こういうことも起こりうる。

あるおばあちゃんが、化学療法をし、まったく効果なく、病気が進行し、寝たきりになったとしよう。そこに払えないような金額の請求書が病院から届いたら。

家族は呆然とするのではないだろうか。いや、フィクションではない。

よく、救急で力及ばず亡くなった患者さんの遺族が、請求書を見て怒って支払い拒否をするという話を聞く。

現実に病院への未払いは多いし、だいたい月数万円の年金暮らしの高齢者にとっては、払えないとまでいかなくともすごく重荷だろう。

義父のように、それなりの会社で勤めあげた厚生年金暮らしで、一割負担でも重荷なのだ。

そういえば、新薬の値段って誰が、どこで決めているんだろう?

だんだん感謝しなくなってゆく……

とりとめもなく羅列して申し訳ないが、他にも気づいたことを書かせていただこう。

義父はその後、手足の末梢循環不全などの副作用こそあったものの、五クールの化学療法により、大腸の原発巣も、肝臓の転移巣も大腸内視鏡、CTで見えないほどに縮小していたのだ。

しかし本人はめっきり衰弱し、足腰も弱ってしまった。

無理もない。高齢者は虫歯の治療をしただけでもがっくり弱ることがある。ましてや八十一歳で、癌を見えないほどに押さえ込むほど「命のエネルギー」を使ったのだ。

とりあえずもう何も治療をせず、経過観察となった。

もし肝臓の転移巣のみ縮小し、大腸は変化なければ、姑息的に大腸の手術の適応だったかもしれないが、いずれにせよこの時点での体力では無理だっただろう。

とはいえ、自宅で徐々に元気になっていくように見えた。

しかし、年を越して寒い二月、風邪をこじらせて肺炎を併発、緊急入院となった。

難治性であり、抗生物質とステロイドの点滴が行われた。

一度、呼吸状態が悪くなる急変もあったが、バイパップの装着で乗り切り、その後、気胸を起こし、膿胸予防に、呼吸器外科で肺切除術を施行。

なんとか退院となり、自宅にて在宅介護になった。

徐々に食欲も回復し、ゆっくり歩けるようになってきた。

すごい生命力である。私の父など悪性の病気でなくても寝たきりになって数カ月であったのに。

それにしても私も在宅介護の手続きは知らないことだらけであった。

病院の外来に行くとき、車椅子の乗れるタクシーはどこに頼むの？

行きはともかく、帰りは外来診察終了の時間がわからないのにどうやって予約するの？

……などなど。

「患者の立場になって初めてわかること」などとベタなことを言うつもりはないが、義父を車椅子で外来に連れて行ったとき、こんなことに気づいた。

外来で診察中、マイクで呼んでも待合にいるはずの患者さんが入ってこないことがある。外来がストップし、われわれ医者はとてもイライラする。

だが、待合で待ってみると、待ち時間が長いので本を読んだり、ボーっとしていて、「いつ呼ばれるか」などと常に神経を集中しているわけではない。そこでマイク放送があると、

「あっ？　今の放送、誰って言った？」

と患者さんはあわてるのである。

他にも医療の専門分化について、ベタな「臓器を診て人間を診ず」的な批判を「あほか！」と思っていたが、たしかに受診する立場になったとき、どこを受診していいかわからず迷うことがある。

たとえば、義父は外科と呼吸器科の外来を予約していたが、足腰が立たない、食欲が急激に低下などのとき、どこを受診する？

風邪のときは？　風邪ぐらいで受診しにくいとか言ってると、この間のように肺炎になってしまうこともあるわけだ。

他にも、こんなことも考えた。

もし義父が、化学療法も手術も拒否していたら？

自宅療養。そこで全身衰弱や、食欲低下のときにどこにいけばいい？

「これが、いわゆる〝がん難民〟ってやつかな」

と思う私だった。

さて、さらに大きな問題だ。

退院直後はいいんである。

「命を救ってもらった」と家族も喜んでいる。

だが、人間とは「忘れてゆく」と「今しか見えない」ものである。

数カ月も介護状態が続くと、本人も不満だし、介護する家族も、

「命を救ってもらっても、これじゃあ……」

というかんじになってゆくのだ。

肺の手術という最先端の、奇跡的な治療を受けたのに……。

よく医療崩壊の原因として「患者さんたちが病院、医療に感謝しなくなった」と言われるが、その一端を見た。

奇跡的な治療を受けて助かっても、だんだん忘れて感謝は消えてゆくのだ。

まして、病院で助からなかったら……。

医療の悩みは深い。

「なんで救急病院で助からないんだ！」

最後にとても恥かしい私の経験を頑張って書こう。

義父が肺炎で入院中に夜間に急変したときのことだ。

たまたま、呼吸器科の医者が当直であり、肺気腫もあるのでバイパップを装着、呼吸状態は改善した。

そのとき、私は考えた。

第一章で書いた私がへこんだクレームとは、「なんで救急病院に入院しているのに助からないんだ！」であった。

私が当直のとき、蘇生できなかったICUの患者の遺族だ。

私は疲弊し、「なんてやつらだ！」と思っていた。

だが、今義父の急変を前にして、

「もし、このまま義父が亡くなって、当直医が〝呼吸器が専門ではないですが、全力をつくしました。でも残念ながら駄目でした〟と言われたら……」

まさしく、

「ええっ？　急変して家から連れてきたんじゃないよ。最初から救急病院に入院してるのになんで助からないの？」

と絶対思わないだろうか。

医療側としてはあのクレームはどうしても認められない。それでいながら、家族が患者側だとそう思ってしまう矛盾。

ああ、私もあれからいろいろ患者の死生観がどうこう言いながらも、自分自身が父の最期のときとなんら変わっておらず、いまだに総論、各論の矛盾からまったく逃れられていない。

とりとめもなく義父の闘病で気づいたことを羅列してきて、まとまりのない章になってしまった。

次章で、こういう問題も含め日本人の「心」「生と死の考え方」という原点に立ち返って考えてみたい。

Ⅳ　日本人の「古きよき心」が医療には逆効果？・？・？
——日本人の長所に対する誤解

日本は西洋化で駄目になった？——武士道精神で頑張れ？

冒頭の江戸城無血開城の例を待つまでもなく、日本人は独特の精神性をもつ。

漢字、ひらがな、カタカナの三つを駆使して独自の文章世界を展開するのは日本だけ。

何といっても一番は、言葉に表せない世界を、あえて表さずに事を運んでしまう独特の「あうんの呼吸」ではないだろうか。

「もったいない」と同じく、外国語に翻訳できないだろう。

たとえば、相撲の立ち合い。

お互いの呼吸があったときにぶつかりあい、行司が合図するわけでもなく、ルールブックにも書いてないだろう。

これ、どうしても外人には理解できないらしいのだ。

思えば関ヶ原の戦いも、そんなかんじである。東西に分かれた多くの武将ひきいる兵が、別に「×月×日、関ヶ原で決闘しよう！」と誰かが言ったわけでないのに、東西から集まってきて関ヶ原に布陣しているうちに、相撲の立ち合いのように始まったわけだ。

武道も日本独特だ。

老いた達人が、若い弟子をふっ飛ばすのは日本だけ。合気道、柔術、空手など。

スポーツでは老いたテニスの達人が、若い選手に圧勝、なんてないわけだ。これを「日本の武道はおかしいじゃないか！」などと誰もつっ込まない、目上を立てる「あうんの呼吸」。

それはそれでいいと思うのだが、ちょっと不思議に思うことがある。

それは、武道の高段位の方々がよく言われるこういう考えだ。

「西洋のスポーツで日本人の武道精神は駄目になった。東洋の身体理論こそ実は世界一素晴らしい」

この考え方、武道の世界だけではない。

日本全国「昔の日本人はよかった。西洋化で駄目になった」と言う方は実に多い。

医療なんかも「西洋医学一辺倒で医者の心は駄目になった」と言われたい放題である。

もう聞き飽きた。

本当に「西洋化で駄目になった」ですべて説明つくのだろうか？

私はそういう方々に、この一冊の小説を読んでいただきたい。

『永遠の0（ゼロ）』と「死ぬ覚悟」

小説や映画は、ときにどんな肩書きの偉い実在の人物の言葉よりも、はるかに心に染み込み、多くのことを気づかせてくれることがある。

かつて高校生のときには小説乱読少年だった私も、最近はもう年に数冊読むか読まないかというていたらく。しかし久し振りに読んだ小説『永遠の0（ゼロ）』（百田尚樹、太田出版、二〇〇六）は素晴らしかった。

ぜひ読んでいただきたい。

「お国のために死ぬ」ことが求められた太平洋戦争の時代に、**「おれは死なない。家族のために生きて帰る」**と言い続け、周囲から「臆病者」と笑われ続けた男―宮部少尉。彼はなぜ最後に自ら特攻したのか。

彼の孫が、関係者に取材する中で、徐々に彼の人物像が変わってゆき、最後に「臆病者」の誤解は解ける。

武道家はよくこう言う。

「試合はしょせんルールに守られたスポーツという遊び。真の闘いは命がけ」

「試合も負ければ死ぬ覚悟（で闘うべき）」

試合や稽古で死んだらいかんと思うのだが。

いや、たとえ本番の実戦であっても、「命」は大事なはず。

『永遠の0（ゼロ）』の中に出てくる宮部少尉の科白。かみしめてほしい。

「敵を墜とすより、敵に墜とされないほうがずっと大事だ」

「てめえの命はそんなに安いのか」

「生き残ることができれば、また敵機を撃墜する機会はある。しかし一度でも落とされればそこでおしまいだ」

それは「臆病心」ではなく、「撤退する勇気」。そう、なぜかこの当たり前のような考えが戦時の日本では通用しなかった。

「国のために命を捨てる覚悟こそ素晴らしい」という名目のもとに、兵士一人ひとりのかけがえのない「命」は軽視された。

食料、物資のないまま、作戦計画の分だけの食糧で前線に突入させられた日本軍の兵士たち。つまり「あとは敵地の食糧を奪え！＝負ければ飢え死ぬ覚悟で行け！」

だがそれでは現実には勝てないのである。

一方、米軍は兵士の「命」を大切にした。米軍の戦闘機は、二機一組となり、一撃ではずせば、無理をせずすぐに撤退して後続にまかせる。

そういう戦闘方法だけではない。米軍は十分な物資を背景に、兵士たちに十分な食事を与え、十分な休息を与えてからまた前線に送る。

この違い、なんかスポーツと武道みたいだ。

西洋のスポーツは、しっかりと栄養を摂り、休息をとってまたトレーニングに励む。

東洋の武道は、「準備体操など不要！　すぐに闘えるのが真の武道」「食事、睡眠がとれなくても闘えるのが本物」「怪我をしても休まず稽古！」

どちらが正しいというわけではない。だが、少なくともスポーツよりも武道が精神性が高いというのは、はたしてどうだろうか。

「日本人はやっぱり武道精神！　だが西洋化、スポーツで心が駄目になった」という意見を聞くと、つい『永遠の0（ゼロ）』の中の次のような箇所を思い出してしまうのだが。

日本軍兵士はこう教えられていた。ヤンキーには日本人のような命がけで闘う度胸はない。早く国に帰って肉を食い、ビールを飲みたいやつらなのだ。負けそうになればすぐに逃げ帰るはず、と。

だが、食事、休息を十分与えられた米軍兵士は、心が弱くなるどころか、本当に必要なここ一番では命をかけた。護衛機なしで捨て身の攻撃をし、ミッドウェイの海戦を勝利に導いた米軍雷撃機の搭乗員たち。同胞、家族のために命を捧げたのだ。

（注：これらの引用はすべて小説からであり、百％史実かどうか確認したわけでないことはご容赦願いたい）

誤解していただきたくないが、西洋のスポーツが東洋の武道よりいいなどと言っているのではない。スポーツと武道を対立したものとして考えるのではなく、日本人の和魂洋才、武道とスポーツを融合させればよかったのではないか。なんかいい名前があればよかったのに。ブドーツとかスポ道とか（……駄目だな、このネーミング）。

さて、どうも「武道は命がけでなければ」という、おかしなことになってしまったのは、現代武道に「武士道」を無理やり当てはめようとしたからではないかと思われる。

だが「武士道は死ぬことと見つけたり」という「葉隠」でさえも、よく読めば別に「いつでも命を捨てよ」などとは言っていないと私は思う。

「その日その日は、もう二度と来ないという気持ちで悔いなく生きろ」

という意味ではないか。

百歩譲って、命を捨てる覚悟という意味だったとしても、「葉隠」が当時禁書になったように、当時の武士たちがみなそういう考えを武士道として信奉していたわけではない。

さて、現代武道と同じく、今の日本、医療の仕事に、無理やり「自己犠牲の精神」を持ち込んでおかしくなっている。

「僻地診療に行かない？　医者の自己犠牲の精神はどこへ行った！？」

「二十四時間年中無休で働かない！？　どういうつもりだ。医者だろう！？」

……。

「死ぬ覚悟」とまではいかないが、「倒れる覚悟」はもて、と言わんばかりだ。

申し訳ないが、少なくとも私は「医療行為＝自分の身、健康、寿命を削ること」とは考えない。

一人ひとりの人生は、その人だけのものであり、人生は一度きりである。何かの犠牲にするつもりは毛根無い……あ、違った、毛頭無い。

いや、もちろん仕事において、自分の身をかえりみず突進しなければならない「ここ一番」のときは存在する。「東日本大震災」で、救援、復旧にあたっている人々はみなそうであろう。ある自衛隊員の方は、奥さんに「自衛隊が今無理しなくていつ無理するんだ」とメールしてきたという。

彼らにはおよぶべくもないが、私は「阪神大震災」のときがそのときであった。かろうじて電気がつながる神戸市内の病院で、次々と担ぎ込まれてくる被災者や、他の病院から転送されてくる寝たきり入院患者を診療した。

だが、薬も点滴も食料もないのだ。廊下にあふれた寝たきり高齢者たちが次々と他界されてゆく。患者さんが途切れないので、私も食事も睡眠もとれない。フラフラになって

「このまま俺も倒れてしまうのか……、これも震災関連死に入れられるのかな……」などと思ったものだ。

だが、こういう「死ぬ（かもしれない）覚悟」で働くときは、一生に一、二回あるかないかであろう。

毎日の平常業務を「自分を犠牲にして働け」ということとはまったく意味が異なるのである。

もし日々の日常業務において自分の肉体、精神、人生、プライドがこのままでは保てない、とさとれば、『永遠の０（ゼロ）』の宮部少尉のように、家族のためにも、「撤退する勇気」をもつべきだと思っている。

ある政治家は、医療崩壊について、

「医者が疲れているだの、医者不足だの言い訳にはならん。けっきょくはなにより医者のモラルの低下。いい暮らしをしたくて医者になる（から駄目だ）」

と発言して、すぐに撤回した。

私が当時それに対して書いた、ボツになった、たった十四行の時代小説を紹介しよう。

「与吉」が、われわれ医者のメタファーである。

＊　＊　＊　＊

与吉は農民である。だが「武士になって、手柄立てて出世しておまえたちを迎えに来るべ」と家族を残して、上京。ある殿様のもとで一兵卒となって戦場へ。だが惨敗の負け戦となってしまう。生き残った兵士も少なく怪我人だらけ、食糧や武器も不足。

指揮官の武将いわく、

「残った少人数でも、負け覚悟で敵陣に突入する。みんな、いさぎよく散ろうぞ！」

与吉は仲間と反発。

「冗談じゃない。ここはひとまず退却して、兵を立て直すべ！」

指揮官激怒。

「兵士が傷ついてるだの、食糧不足だの言い訳にはならん！　けっきょくはなによりおまえらの武士道精神の低下だ！　いい生活がしたいから武士になったのか？　出世したいから武士になったのか？　ただ剣が強いから武士になったのか？　武士道とは名誉を求めずいつでも死ぬ覚悟！　行け〜！」

与吉たちは「なにかその考えおかしいべ？」と思いつつもうまく反論できず、「うわ〜！」と、突撃していくのだった。おしまい。

日本人の品格──日本人の長所が現代では逆効果？

高校の同級生二人と会ったときのことである。

一人は教師、一人は商社マンなのだが、私が、

「日本人の死生観はおかしくなった。医療はもうボロボロだ」

と言うのに対し、同じように二人とも、

「日本人はおかしくなった。教育はもうボロボロだ」

「日本人の消費者意識はおかしい。権利とわがままをはき違えたようなクレームが多い。経済はもうボロボロだ」

と同じことを言うのである。

昔の日本はよかった？

教育も経済も医療も崩壊している今日、どうしてもそう思いたくなるだろう。

ミリオンセラー『国家の品格』（藤原正彦、新潮新書、二〇〇五）でも、昔の日本人のように、論理より感情で物事を考えよう、と書き、武士道も礼賛している。そして論理重視の西洋化、合理化を非難されている。

前述の同級生の商社マンも、

「日本人には、西洋の個人主義、民主主義がなじまないんだ。なのにシステムを西洋化したからおかしくなってしまった」

と言っていた。

これをまねれば、医療は「西洋医学の導入で、おかしくなってしまった」というベタな医療批判になろうか。

さて、実は私の考えは「西洋化＝悪玉」説とは少し違う。

古きよき心が日本人の長所であったことは否定しないが、

「日本人の心はたしかに多くの長所があった。しかし西洋化、合理化、文明化の中で、その長所が、使い方を誤り、いまや逆効果になっている」

というのが、私のオリジナルな主張である。

それを説明させていただこう。

日本人の四つの特徴

日本人には外国とは異なる独自の四つの(おそらくもっとあるのだろうが)長所がある。

その四つとは、

(1)理屈だけではない行動原理「あうんの呼吸」

(2)努力すれば報われる、というプラス思考

(3)神事、仏事、キリスト教が同時に存在する決め打たない宗教観

(4)西洋のものを取り入れて独自に融合させてしまう和魂洋才、和洋折衷の方法。

である。

（1）は、本来は「あえて他人を責めない、追い込まない」ためのものであったと思う。いわゆる「見て見ぬフリ」「それは言わない約束」というやつだ。
使い方を間違えると、馴れ合い、コネ社会などの原因となるが、本来は頑張っている人間を助けるためのもの。

今までずっと頑張ってきた人間が、ミスをしたり、結果がおもわしくなくても、上は下をあえてガチンコで責めない。

かつてお世話になった先輩が、老いて使い物にならなくても下は上を立てる。

目下を守り、目上を立てる「あうんの呼吸」。

そのときの結果だけで見ず、背景、今までの過程も加味して考えるのだ。

作り話だろうが、大岡越前にこういう話がある。江戸城のお堀の鶴を殺したものは死罪。しかしある子どもが石を投げて一羽の鶴を殺してしまう。

法は法。子どもの死罪は免れられない。しかし、越前は、鶴の死骸を見て、

「この鶴は生きている！　一日かけて手当を施す！」

と言い、鶴を引き取り。翌日、別の元気な鶴を白洲に持ってきて、

「このとおり、鶴は手当して生き返った」

と、子どもを赦す。

法、理論だけでなく感情と愛情を重視。

日本人は理屈だけでは考えず、感情、愛情で考え、人を救おうとする。罪を犯した人でさえも再起不能になるまで叩かない。

赤穂浪士だって、法や理論だけで考えれば、ただの「犯罪者集団」になってしまう。しかし「忠義の志士」なのである。

これは本来、日本人の考え方の長所のはず。

これが現代社会、特に医療の世界ではなぜかただの感情論となり、見事に逆効果。

病院で患者さんが悪くなると、「感情」で腹を立て、病院、医者に対して怒る、しかし、「説明しろ！」と言うときには「理論的に説明しろ！」になっているのだ。

もちろん理屈では説明のできない急変や、効果のない治療はいくらでもある。

しかし「理屈では説明できません」なんて医者が言おうものなら、大激怒であろう。

本来なら「医者もできるかぎりのことを一生懸命やってくれたんだろう。まあ人間の身体は理屈だけじゃないもんなあ〜。〝なんで助からなかったんだ〟なんて責めまい」というのが、本来の日本人の「あうんの呼吸」「それは言わない約束」というやつだ。

しかし、そのときの結果のみしか見なくなり、「感情」の使い方がおかしくなった日本人。

第一章の外科医のように、今までどれだけ患者さんを救っていようが、一回のミスで攻められまくる。

「あうんの呼吸」の根本は「論理で考えるな」ではない。「論理だけで考えると、温かみのない世界になってしまうので、感情、愛情でくるみましょう」であろう。

まずはベースに論理的な部分がないと、世の中法も秩序もなく、崩壊する。

だから、「昔の日本人のように、論理で考えず、感情で考えましょう」というのは、おかしいのである。

しかしミリオンセラーの『国家の品格』に限らず、そういうニュアンスの本は多い。

すでに紹介した「国民感情として医者は高収入だから」のトンデモ発言にかぎらず、ただでさえ今の日本人、感情で考えておかしくなっているのに、これ以上「論理よりも感情を重視しましょう」なんて煽ってどうするんだ?

プラス思考とあうんの呼吸の絶妙のバランス

本来、この「あうんの呼吸」は、日本人の好きなプラス思考とワンセットで大きな効力を発する。

それにしても日本人はプラス思考本が大好きだ。ビジネスマンに一番売れるのは、自己啓発本、「夢はかなう!」本らしい。

どこぞの会社の社長や、経営コンサルタントの書いたプラス思考本では、健康や長寿に対しても、

「自分は病気にならない。自分は死なないと思い続けることが大事」

と書く。そのこと自体はいい考えだと思う。

しかし病気になったとき、どうするかだ。

日本人は病院に対してはプラス思考の使い方を間違っているようだ。

難治性の病気の場合、プラス思考だけを残して、

「医者の言いなりになってたまるか！」

という雰囲気の方は多い。やはりこういう本の作者と同じく、社会的肩書の高い方に多いように見受けられるようだ。

そう、プラス思考で社会を勝ち抜いてきた方々は、医者や病気も配下におさめねばならない。

そういうタイプの方の闘病記を読んでいると、

「医者から苦痛な治療を与えられましたが、私のプラス思考と努力で治癒しました」

……医者はどうも病気と同じく「敵」らしく、治療が効いたのではないらしい。

思わずこう言ってしまいそうだ。

「医者は敵ではなく、ともに病気と闘うサポーター。プラス思考の使い方間違ってますよ、社長さん」

プラス思考そのものを否定はしない。

「努力すれば報われる」は、美しい言葉だ。

たしかに、何かにチャレンジするとき、「駄目かも……」などと考えていて、うまくいくわけはない。

やるときは、自分が成功しているイメージを描き、夢はかなうと信じなければやれるものではない。

しかし、これらのプラス思考本は、あとのフォローがない。

たとえば一〇〇〇人に一人が選ばれるようなことにチャレンジすれば、「夢はかなう！」と信じていたってかなわない人間が必ず九九九人は存在する。

そのとき、成功した人間の言葉だけが取り上げられ、残りの九九九人は沈黙するしかない。

「努力すれば報われる」

この言葉は、別の言い方をすれば、

「報われなかったのは、努力しなかったからだ」

である。「夢は必ずかなう！」的プラス思考は、敗者に対して「努力が足りなかった」と切り捨てる危険性を孕んでいる。

ここで、日本人の「あうんの呼吸」がうまく機能する。

敗者は、あえて、

「プラス思考はおかしい！　夢はかなわないこともある！」

などと言わない。それは言わないお約束。そして、そのかわりに、周囲も、敗者を切り捨てない。

人生が終わったわけじゃない。

目標は変わるかもしれないが、きっと敗者復活戦がある、と見守る。

「敗者復活戦」というのは、外国由来かと思っていたら、日本独特のものだった。

このプラス思考「努力すれば報われる！」と言いつつ「まあ、駄目なこともあるわいな」という敗者復活戦を用意する、**矛盾してるけれどもその矛盾をあえて誰もつっ込まない「あうんの呼吸」の絶妙のバランス。**

このバランスが日本人の良さだったのだ。

しかし、今の日本人にこのバランス感覚はない。

結果がすべて。何か結果が悪ければ、誰かに原因があるはず、責任があるはず、と責め立てる。

それに加えて、特に医療は、死を敗北とは言わないが、**復活戦がない**。死んでしまえば、別の目標をもつも何も、本人がいなくなってしまうのだから。

・復活戦がない。

↓

・あうんの呼吸で「まあ、先生も一所懸命やってくれたのだから」と、結果を問わない、ができない。

↓

・医者は「努力が足りなかったんじゃないか!」と責め立てられる。

というわけだ。

そう、亡くなったあと、この世に戻ってくる映画はとても多いが、それらは「死んだあとの復活戦」なのだ。

ドラマ『ロス:タイム:ライフ』は、亡くなる直前に時間が止まる復活戦。

プラス思考は、復活戦とワンセットが理想だ。

しかし、今の日本人、医療でなくても、プラス思考自体がなんか変だ。

「夢はかなう！」のプラス思考本の、夢や目的の設定も、えらく閾値が低い。

「この本のおかげで会社で昇進しました」

だの、

「この本のおかげで会社の人間関係がうまくいくようになりました」

という読者の体験談を読むと、

「そ、その程度でいいの？」

と腰がくだけてしまう。

せめて「思いは実現化する！」とまですごいタイトルで書く本ならば、一〇〇〇人に一人の競争を勝ち抜くような世界で結果を出してほしいものだ。

もちろん、そういう世界の競争に身をゆだねた人間は、みなわかっている。自分が勝つ、と思わなければやれるものではないが、そう思えるためには地獄のような練習、努力をしなければならないことを。

柔道金メダリストから総合格闘家に転身した石井慧選手が、

「本当のプラス思考とは、どん底にいるときに見える光のことです」

と言われているが、至言だと思う。本当の競争のプラス思考は軽々しく「努力すれば報われる!」などと、口に出して言えるものではないのだ。

日本全国、現在氾濫するプラス思考本は、

「汗、涙を流さない、競争しないお手軽プラス思考」

になってしまっている。

しかも、健康、医療に対しては異常に使い方がおかしいのである。

曖昧が許されない時代に何も決まっていない医療の世界

癌の告知が曖昧な時代があった。

これは同級生の話してくれた思い出話だ。おそらくは三十年以上前の話だと思われる。

おじさんに進行癌が見つかった。手術不能で、当時は使うべき抗癌薬もない。

主治医も家族も本人に告知しなかった。

本人は、いつまでも退院できないので、

「どうも治療できない癌だな」

とうすうす気づきつつも、

「でも、はっきり言われてないし、違うかも……」

と思っているのが家族にもわかる。

「でも、どう考えても癌だよなあ」

と思いつつ、「ではっきり言われてない」ことにちょっと心を支えられている。

推測される結果を曖昧にぼかして、家族も主治医に「あとどれぐらいですか」とか聞かない。本人も、家族や主治医に、

「本当のことを言ってくれ！」

なんてあえて聞かない。

その後弱られても、

「やっぱり癌だったんだな！」

などと一言も言わず、黙って永眠されたという。

「あの曖昧さを許す日本人のあうんの呼吸がよかったんだよなあ」

と友人は言う。

もちろん、これは現在の医療ではできない。

手術不能、転移のある癌でも治療法があり、それを選択肢として示さなければならない以上、本人に告知しなければならない。私の義父のように、大腸癌の肝転移でも、わからないぐらいに小さくなるのだから。

しかもどんな治療でも、副作用や、逆効果のこともあるので、行う前に改めて本人の承諾を得ねばならない。

「曖昧にする」どころか、すべての情報を与えねばならないのだ。

研修医の頃、指導医から、

「進行癌の場合、まず家族を呼んで、告知するかどうか相談しろ」

と教えられたのがうそみたいだ。いや、今でも家族を先に呼んでしまう医者はいるだろうが、ここまで治療が進歩した以上、

「本人の個人の情報なのに、本人が知らず家族が知ってるというのはおかしい。治療を選

択するのは、あくまで本人であるべき」という欧米型情報開示方式だ。癌の場合はその治療による五年生存率の統計なども情報として与えねばならないだろう。

実はこの方式、日本人にはなじまない。

だから、みんな、「死刑を宣告された」だの「温かみのない医療」だの「われわれは統計じゃない！」なんて新聞への投書で怒っているわけだ。

で、「曖昧が許されない時代になった」と言いつつ、でもけっこういろんなことが曖昧なままである。

何一つ明確に決まってはいない。

たとえば、治療は本人が決めると言ったって、救急で意識のないときなんぞは、家族が決めているだろう。本人が何もしない希望だったらどうする？

あるいは本人が何もしない希望でも、あとで家族に「できるかぎりのことをしてほしかった」と言われたらどうする？

救急で「標準治療を与えられなかった」と訴えられている時代なのだ。

第三章で書いた「高齢者が食事を摂らなくなったとき、どうする?」も、本人が決めず、家族が決めているではないか。

在宅で家族が見ている高齢者が、食事を摂らなくなり、「自然のままに任せる」と病院に連れて行かず、衰弱死したら、介護せず食事を与えない死とどう違うのか? 自宅で介護せず親を放置していた人が「保護放棄」で逮捕されてなかったっけ? どう違うのか?

患者さんが認知症で自己判断能力がないとき、治療はどうする?

いや、認知症でなくても、本人と家族の治療への意思が正反対のとき、どうする?

「曖昧が駄目」どころか、これらすべて何も決まっていない。

すべてが曖昧なまま、超高齢化社会に突入しようとしている。

曖昧な死生観――「おくりびと」になれない日本人

なぜここまで決まっていないかというと、日本人の死生観が曖昧だからだ。

宗教を見ればわかる。

浄土があるとみんな信じているわけではないが、法事は仏教で行い、神社で七五三、初詣、合格祈願、安産祈願をし、クリスマスも祝う。

いろんなものが、神であり、仏だ。

まあこの何でも取り入れるところが本来は日本のいいところでもあったのだが。

そのかわりに「死の意味」「老い、病気の意味」「死の時期」について、曖昧にし、口に出さない。

なぜあの人は、××歳で亡くなり、この人は××歳で亡くなるのか。なぜ亡くなる理由が違うのか。

それらはすべて「人間の力ではどうしようもない世界」だ。

日本人は、そういうどうしようもない世界にあえて答えを出さず、曖昧なままにしておく。

学校でもたしかに「死の意味」「老い、病気の意味」など、習ったことがない。敗戦以来、「教育現場では死がタブー化されている」のは有名な説だが、仮に戦争がなくても日本人は曖昧にしていただろう。

大人の死生観が曖昧なのに、子どもに教えられるわけがない。

そういう死から目をそむけて直視しない教育を受けたためかどうかわからないが、義父が、

「いやあ〜、最近同級生本人の喪中葉書が多くてね。私も至近距離に砲弾が撃ち込まれ始めたというかんじですよ」

と言ったときも、私はどう答えたらいいかさっぱりわからなかった。へらへら笑っているだけだ。

映画『おくりびと』が大ヒットし、「日本人の美しい死生観が、映画になった」と評されていたが、病院で親が亡くなって怒り狂う家族たちを見ていると、

「どこが美しい死生観なんだ?」

と思う。

今の日本人は、親の臨終が受け入れられない。

「おくりびと」どころか、医者を「加害者」と見るかのごとき、怒り狂う家族を前に、われわれは呆然としている。

死生観を曖昧にして、消費者意識のみが肥大した結果がこれだ。

日本人に必要な宗教はあるのか、あればどういうものなのか。

外国やクリスチャンの学校では「老いの意味」「死の意味」をどう教育しているのだろう。

ここからしばらくは、二〇〇〇年代前半に私が書いた原稿を紹介しよう。

父の死後、病院で多くの高齢者を見つつ「老い、臨終の意味って何だろう？」「宗教ってその答えを示しているのか？」と考えつつ書いたものだ。

ちょっと過激な部分もあるが、十年近く前の考えにて、ご容赦願いたい。

とにかく死んだら駄目？——二つの考え方

学校では教えてくれないが「老いの意味」とは何だろう？

矛盾しているようだが、「老いを認める気持ち」と「認め（たく）ない気持ち」は、われわれ一人ひとりの中に同時に存在するのだ。

老いに対する矛盾した思いは、具体的には「老人論」の中に現れる。

間もなく死を迎える高齢者の存在意義は何だろう?

日本の老人論には、なぜかまったく相反する大きな二つの考えが同時に存在しているのだ。

第一の考え方は、

「高齢になっても元気に活動(趣味、仕事、運動)してこそ意味がある」

「長生きが目標ではなく長生きして何を社会に残すかだ」

「単に生きてるだけでは意味がない」

いわゆるアンチエイジングと生涯現役希望だ。

第二の考え方は正反対で、

「いや、生きてることそれ自体に意味がある」

「ひとりの命は地球より重い」

「とにかく死んだら終わり」

というやつだ。

なぜかあまり世間で問題にならないようだが、この二つの考えはまったく相容れない、二律背反である。でもなぜか同時に存在してるのだ。

どちらが正解というわけではない。どちらかのみのほうが危険だ。

みなすべて第一の考えと第二の考えの間で揺れ動く。答えは出ない。

現在の日本の教育は第二の考え中心だ。

この考えは死をとても否定するが、これはどうだろう。

「とにかく死んだら駄目」と言われてもなあ……。いやそりゃあ誰だって、私だって死にたくはないが、自分のせいではない防ぎようのない不慮の事故もあるだろうし。

昔からダムやトンネルを造るために、多くの人が犠牲になった。その死の意義を否定はできまい。

おぼれている人を救おうとして、川に飛び込んで自分が死んだ人は？　いや何かを成し遂げようとした結果の死でなくても、人生を中断される死はいくらでもある。

ブルース・リーやジェームズ・ディーンは若くして死んだので、その人生は長生きしたときよりも価値が低いか？

一九九五年、阪神大震災にて、私の周りでも多くの人が亡くなった。アンケートによると、生き延びた人の大半が「自分が生き残ったことには何らかの意味がある」と考えているそうだが、それじゃあ亡くなった人は生き残る意味がなかったてえのか？！

「死んだら駄目」と言う人にとっては、すべての死は無意味、無価値か？

どうも納得できない。すべての人間はいずれは絶対死ぬのだから、みな無価値に向かって日々突進していることになってしまうではないか。それは宗教の最もいやがる世界だろう。

「ひとりの命は地球より重い」？

しかし法律的には、生命より重いものが存在する。

平岩正樹氏の著作によれば、二〇〇〇年二月二十九日の最高裁判決にて、信仰上の理由で輸血を拒否した患者の命を救うため、輸血した医師が敗訴した。

命よりも大事なもの、それは治療を選ぶ権利である。すくなくとも法律上は、第二の考えは百％は肯定されていないわけだ（ただし輸血せず死んでしまうと、今度は警察に医者は業務上過失致死で訴えられるという。どうすればいいんだ？）。

またたとえ命が重くても、立場上その命を救うために動けないこともあるだろう。二十七年前、「人命は地球より重い」という首相の言葉とともに、日本は人質交換にテロリストメンバーの釈放に応じ、「テロリストと交渉してはいけない」という鉄則を破った、と世界の非難を浴びたそうだ。

また阪神大震災でも、自衛隊はすぐには救助活動に動けなかった。「動きたくても、上からの命令なく動けば規律違反なのだ」と、自衛隊幹部がテレビのインタビューに涙ながらに答えていたのを、よく覚えている。

宗教や哲学では「臨終の意味」は？

ここまでくると、答えの簡単に出ないこの領域は、医学や科学や個人ではなく、宗教や哲学や法律に任せるべきなのだろうか。

「なぜ生きるか」「なぜ死ぬのか」を考え続けること、自分にしかできないことを探し続けることがわれわれ一般人の「生きる」ことだとすれば、宗教家、哲学家とは（特に宗教家は）その答えを見つけ、人々にそれを伝えることが自己の存在意義となった人々にほかならない。

新興宗教の祖など、ほとんどそうだろう。

つまり、自分の幸せを考え続けることよりも、自分の悟った「幸せになる方法」を人々に伝える、伝道師の道を選んだ人たちだ。

だが世の中に、内容の異なる宗教、哲学が数え切れないほど存在することでわかるように、「生と死の意味」について明快に納得させてくれる本を見たことがない。当たり前だ。もし納得できたなら、その瞬間から私はその宗教の信者であり、悩むこともなく、この文を書いていることもなかっただろう。

納得するどころか、宗教家の書いた本は結局「人間の最期は自然に任せるのが一番」「あるがままを受け入れる」という考えが圧倒的に多いので、いらいらしてしまう。

それでは答えになってないってば！　自然自然というが、よく考えたら宗教の存在そのものが全然自然ではない。「なぜ私は生きるのか（死ぬのか）」と悩むサルはいない。

『なぜ生きる』という、浄土真宗系のストレートな題名のベストセラーも読んだ。だが無宗教の私にはよくわからなかった。

あの世で幸せになることが最大目標のような書き方だが、現世を幸せと感じないと意味ないのでは……？

それに残念ながら、人間、楽な最期などほとんどない。

ポックリ希望のおじいちゃんおばあちゃんには、夢を壊して本当に申し訳ないが、夜安らかに寝て朝になると呼吸が止まってた、なんてのは超例外である。

救急で担ぎ込まれて亡くなっていく人で、安らかに逝ったなんての見たことない。そういうと「救急でいろいろ治療するからそう見えるのだ」と言うだろうが、何もせず見ていても、多分、最後は楽に見えないと思う。

私の父も、呼吸苦こそとってあげたが、ぜんぜん楽な最期には見えなかった。

ポックリ希望のおじいちゃんおばあちゃんの理想は、家族に囲まれておうちで眠るがごとく、というやつだろう。縁側でこっくりこっくりしているうちに、静かに亡くなっており、家族が見つけて「お、おばあちゃん！」というやつだ。

だが冷静に現実を見つめてほしい。テレビドラマならともかく、そんな最期の迎え方をした人が、いったい今の日本にどれぐらいいるだろう。皆無に等しいと思う。もちろん本当に病気がなく、老衰のみで「細胞死」のような最期もあるだろうが、縁側のおばあちゃんだって、そのとき採血すれば、死の直前はすごい血液データだろう。

血液も酸性になり、酸の海でおぼれてるようなものかもしれないではないか。

病院で多くの老人の最期を見ていると、もし自宅で最期を迎えても痰を詰めたり、肺炎になってたり、不整脈を起こしてたり、楽なわけがないと思う。

見つかったときに、安らかな死に見えるだけだ。

腹部大動脈瘤の破裂で、急変して亡くなったおばあちゃんの家族に、解剖した病理医が、

「多分五分も苦しまなかったでしょう」

と、説明していたが、苦しがる最期を見ている私は、

「おいおい。五分も水に顔をつけられ、腹を刃物で切りつけられてたようなもんじゃないか。ちっとも短くないし、楽じゃないぞ」

と、内心思った。もちろん家族には、

「そうですね。すぐ意識がなくなって、苦しみを感じるひまはなかったでしょう」

と言うのだが。


あの世で極楽浄土へ行くための通過儀式としては、あまりにも臨終は楽じゃないように思われる。

私が父の死をきっかけに「生きる理由」について考え始めたのは、そのせいもある。


病床の父のやせさらばえた身体は、若い頃、空手で鍛えた肉体の片鱗もなかった。どんなに強い人でも弱くなる。どんなに美しい人でも美しくなくなる。年老いたオードリ・ヘップバーンの写真を見てがっかりした人は本当にいないのか。

「最期がみな弱い、美しくない、楽じゃない幕切れなら、人生っていったい何なん

だろう」と思ったのだ。

それでも人は、最期の瞬間まで輝きたい。

考えてみれば、人々のもつ老後の理想像は「年老いても若く見え、病気にならず、仕事や趣味もして、必要とされ、若者からも慕われ、なおかつ苦しまず家族に囲まれポックリ眠るように死ぬ」という、要求内容の質的量的にむちゃくちゃぜいたくなものだ。

こんなのありえない。

宗教、哲学の世界では、この「老いの衰え」「最期の負担」をどう意義づけしてるのだろう。現在の生きる意味や死後の世界については書いていても、老後の弱さや、臨終そのものについて書いているものは少ない。

父の戒名

私の場合は、もし今後宗教、哲学を学ぶとしても、高齢者の末期治療や自分の後半人生の実践に役立たねば意味がない。

「なるほど！」と思うような宗教、哲学に出会って、目から鱗が落ちるかもしれないが、いまのところ私はあまり宗教にいい思いを抱いていない。

それは次のようなことがあったからだ。

父が他界したときのことだ。父は高知医大に献体したため、お通夜も葬式もなかったが、亡くなった夜、母と二人でお寺でお経をあげてもらい、位牌を作っていただいた。そのとき、住職からこう言われたのだ。

「戒名代は××円（忘れた）ですが、これでは三文字です。もう××万円（よく覚えている。高いぞ！）出していただければ、本山に送って立派な長い戒名をつけられますよ。まあおとうさんのように、生前立派な地位にいた人は、対外的にも三文字の戒名では恥かしいでしょう」

私は表面は笑顔を作りつつ、怒りをこらえながらこう言った。（　）の中は口に出さず心の中で。

「私は医者です。患者さんが亡くならないよう頑張る職業です。それでも患者さんはいつかは必ず亡くなります。（亡くなった患者さんの家族に感謝されることなどまずありません。宗教という仕事は、いかに生きるか、最期の苦しみをどうすれば減らせるか、いずれにせよ、われわれと同じく亡くなる前に頑張るものと思っていましたが、どうやら私の勘違いだったようで）あなた方は、人が亡くなった後に（やおら腰を上げて）頑張り始めるのですね。（極楽に行くようお経をあげ、われわれ医者と異なり、なぜか患者さんの家族にはいつも感謝され、お金をもらうのですね）しかし亡くなった後で、対外的にとか、もう少し金を出せば、とか言われても、残念ながらぴんときませんね。私はこれからも医者として、人が（亡くなった後ではなく）亡くなる前に頑張りたいものですから」

住職は私の言葉が全部終わらぬ前に、あわてて「わかりました」と言って背をむけてしまった。

というわけで、私の父の戒名はたったの三文字「澤浄俊」である。

たしかに、これは見た目かなりさみしい。

「ごめんな。おとうさん。でもいごっそう（高知の方言で頑固者のこと）だから許してくれるだろう」

と遺影に話しかけてみる。

今にして思うと、住職もその世界では常識的なことを提言してくれただけかもしれない。

私も、何もあそこまでむきになることもなかったとも思う。

しかしあのときは「もう××万出せば」とか、「対外的に」などという言葉に、かなり反発と怒りを感じたのは事実だ。

しばらくは、新聞記事や本の広告で、名僧の訓話とか「人生の達人である高僧が悩みを絶つ！」などという文を見ても、腹が立った。

毎日われわれが、泥臭い仕事で汗水流してる中からいろんな悩みが生じるのに、そういう仕事をしてない人間がなんで「人生の達人」なのだ？

なにが「悩みにお答えする」だ。

一般人のような仕事をしてなくても、寺で凡人にはおよびもつかぬ修行をしたのだ、というかもしれないが、しかし荒行、苦行を排するところから、仏の悟りはスタートしたのではなかったのか？

専門的なことはわからないが、いずれにせよ宗教、哲学で生計を立てている人ならば、次の七つの質問にしっかり答えてほしい。

それでなくては、少なくとも私にとっては意味がない。

「病気になっても病院に行かずに自然のままに」などと、人を集めて講話する時間があれば（失礼）、次の七つの質問への答えを、ぜひぜひ講話してほしい。

（1）宗教では、「自然のままに」「あるがままに」と言うが、では交通事故にあった人を、病院に運ばないほうがいいと言うのか。ごはんを食べなくなったおじいちゃんおばあちゃんを、そのまま自然のまま見てると、低タンパクで、胸水、腹水、浮腫など見た目もつらい、本人も苦しい状態になるがそれでいいのか。チューブや点滴で加療するべき、もしくはするべきでないなら、その判定基準は？

（2）「無駄な延命をするな」と言うが、なにをもって「無駄」というのか。アメリカでは回復する可能性が一％なら「不毛な治療」と言う。命は地球より重いはずだが、なぜ一％は無駄なのか？

（3）みな一般的な老人論と、自分の親との総論各論の矛盾から逃れられない。みな「自分の親は特別。治療してほしい」なのだ。だがすべての老人に、濃厚治療をすれば医療は崩壊する。この矛盾をどう解決するか。「他人の親と自分の親を平等に見よ」などと言葉でいうだけでは意味がない。それが超超困難であるからこそ、世の中、何千年も「嫁姑」の問題はなくならないのではないか。

（4）何万人にひとりの珍しい病気に若くしてなった患者に、

「なぜ僕がこんな珍らしい病気にならねばならないんですか」

と聞かれたとき、われわれ医者には答えるすべがない。宗教家、哲学家ならどう答えるのだろうか。これは病気だけでなく、事故や通り魔に遭った人もそうだろう。

（5）平成七年、阪神大震災で、何千人もの人が亡くなった。私の先輩の女医さんも、病院の当直室で下敷きになって死んだ。生きていれば、彼女は今も多くの人の命を助け続けているだろう。もし神や仏が存在するならば、なぜこの時点で彼女のみならず、神戸の人を大量にあの世に送る必要があったのか？

（6）残念ながら、人間楽な最期などない。よりよき人生、他人に尽くす人生を送った人ほど安らかな最期というわけでもない。極楽浄土に行くための通過儀礼としては、あまりにも負担が多いように思うのだが、なぜであろう。
（7）（これはおまけである）親鸞は、幸せとは「父死ぬ、子死ぬ、孫死ぬ」と書いたという。順々に老いていくことが、自然の摂理だということだ。では子どもに先立たれた人は、救いようのない不幸なのか。そういう人々の悲しみを、宗教はどうやって癒すのか。
友人の結婚式の二次会で、若い住職に会ったとき、非礼を省みず、私はこれらの質問をぶつけてみた。彼は考え込み、すごく悩んだあげく、

「申し訳ないが、今の私にはわからない。答えられない」

と言った。なんと七つの質問のどれにも答えられなかったのだ！！

私の考えがおかしいのだろうか？

宗教はこれらの答えに答えられなくても、全然かまわないのか？

テレビドラマ『ＥＲ』の中に、こんなシーンが出てくる。神の存在を否定するクロアチアの医師が、入院中の死を目前にした牧師さんに、自分の妻と子どもが戦争で死んだときのことを語る。誰も助けにきてくれなかったのだ。神も助けてくれな

かったのだ。

牧師は、

「君にこそ神が必要だ。だからこそ、ここに来たのだろう」

と言い、

「世の中には時として、そういうことが起こる。なぜそういうことが起こるのか、私にもわからん。すべては神の御心のままに。アーメン」

と言って息絶えるのだ。

「こらこら、それじゃあ全然答えになっとらんだろうがあ！」

とつっ込んだのは、日本中で私ひとりだけか（妻も横でテレビを見ていたのだが、平然と〝それが神を信じるということなのよ〟と言っていた。ただし、妻はクリスチャンではない）？

いずれにせよ、私は「なぜかわからない」ではなく、目から鱗が落ちるような答えとの出会いを期待している。

改めて宗教を考える──病気、死はなぜ平等でないのか

以上で昔の原稿の紹介は終了だ。

もう十年近く前、まだ血の気も髪の毛も（今よりは）多かった頃だ。今読むとちょっと赤面する。七つの質問の（５）は、「東日本大震災」にもあてはまるだろう。

救急もガンガンこなしていた頃で、高齢者の最期についてはずいぶん過激なことを書いている。寺の住職や僧侶に対しても、ずいぶん失礼なことを書いている。若ハゲの至りだ。ご容赦願いたい。

あれから月日が流れ、いろんなことがあり、私もすっかりたそがれアラファイブになってしまったけれど、世の中の死生観は、いい方向に変化するどころか、さらに混乱している。

どうしてここまで日本人の病気、老いに対する死生観はおかしくなってしまったのか？「とにかく死んだら駄目」的な、死をタブー化した教育もさることながら、日本には明確

に「老いの意味、死の意味」を教えてくれる宗教、哲学がないのだ。

ぜひ教えていただきたいものだ。

「すべては神の御心のままに」が、日本で広く受け入れられるとは思えない。

今でもまだ無宗教な私だが、改めて昔の原稿を読んで、当時の気分にひたっている。

多くの知識人は、「死」について、

「死は無であるから騒ぎ立てる必要はない」「土に還る」「原子に還る」「宇宙と一体化する」

といろんな美しい言葉で表現している。

だがいくら美しく書き連ねられても（失礼）、病院で怒り狂う遺族や、死因究明に躍起になる今の日本の現状を見ていると、「死」の現場で、何の役にも立っていない。

思えば、病気の発症、寿命とは不公平なものである。

まじめにまじめに働き、質素な生活をしていても、定年と同時に倒れて亡くなった方を知っている。

一方、好き勝手に生きて、他人に迷惑をかけても、長生きの方もいる。

人生を頑張った人ほど、寿命が長いわけでもない。

健康に気を遣った人ほど、病気が少ないわけでもない。

病気の発症のみならず、治療も実は公平たりえない。

救急に、心筋梗塞でかつぎ込まれて、心臓カテーテル治療がすぐできるときと、そうでないときがあるだろう。

なぜ同じ病気でもある方は助かり、ある方はわずかな時間の差で亡くなるのか。

また、「名医」に手術してもらえるときとそうでないときがあるだろう。

病気、死はなぜ平等でないのか。

ぜひ宗教にはこれに対して答えてほしい。

なぜなら、今の日本人は、

「ほかの人が手術していれば助かったのではないか」

「××を早くしていれば助かったのではないか」

と医療が公平でないことも受け入れられない状態だからだ。

そして、親の死を受け入れられない遺族にその答えを話してあげてほしい。

そうでなければ、宗教の意味がないではないか。

最後に――人間の人生そのものがメッセージ

私が研修医の頃だ。激務にて、正月も故郷の高知に帰られなかった。

「親が危篤になっても、帰られないかも」

と電話で母に言ったところ、まだ当時元気だった父はすごく落ち込んでいたという。

私は意外だった。昭和一桁の父の教育は、

「一番を目指せ!」

であり、その流れでいけば、

「親が危篤でも、仕事で一流を目指せ!」

と言うんじゃないかと思っていたからだ。

だが、今はよくわかる。

父親は自分の人生の最期を子どもに、見届けてもらいたいものなのだ。

「臨終」は、人生の幕引きであると同時に、子にとっては、親の人生を振り返る「親から子へのメッセージ」。

人間の歩いてきた人生の道筋はメッセージなのだ。

人間は無人島でひとり生きているわけではない。

生きている間に、できるだけ多くのメッセージを受け取ろう。

だから私はもっと本を読み、映画を見たい。そこには作者の人生のメッセージが詰まっているはずだから。

だが、残念ながら今の日本、他人のメッセージどころか、自分の親の「臨終」も、メッセージとして受け止められない。

今後、日本人の「心」に必要なものは何だろう?

最後に、二つの言葉を紹介してこの本を締めくくろう。

一つは、私の本を読んだ一般の方が、ブログに書かれていた言葉で、とても印象に残ったものだ。

「(医療にかぎらず) 相手を尊重し、一定以上の承認を表明すること、それが持続可能な人間関係の出発点」

もう一つは、私の高知の同級生（医者でない）が、私が、

「今の医療（の医者-患者関係）は、夫婦にたとえれば、もう家庭内離婚状態だ」

とグチをこぼしたのに対しての言葉だ。

「夫を理解しようと努力する妻もきっと多くいるよ」

おわりに

最後まで読んでいただいてありがとうございます（ここだけ読んでいる人は別ですが）。「はじめに」で紹介したように、研修医でも自分の肉親が病気になって悩んだときに、黙々と仕事をこなしているかのように見える先輩の医者たちが、自分と同じ生身の人間であることに気づきます。

まして、患者さんたちが簡単に医者の苦悩に気づくわけはなく、医者の生身の悩みは医者にならないと理解できないものなのかもしれません。

といって「どうせ医者以外にはわからないんだ」と諦めていたのでは、さらに医療は崩壊するでしょう。

でも最近、医者の側までもが「訴えられるのを恐れず働け」などと言い始めました。これは一般の方々の言う「訴えられる覚悟で働け」とは意味が異なり「トンデモな訴えが多いからいちいちへこんでいてはだめだ」的なニュアンスではありますが。

……私はそれ、個人的に大反対です。

患者さんに訴えられたら医者はへこむべきだし、へこまない世の中のほうがこわい。

本文中に書いたように、それじゃあなんか「おれは夫としてやるべきことはやっている。間違ってない！　ローンだって払ってるじゃないか！　メシ！　フロ！」と開き直っている家庭内離婚オヤジみたいです。いくら間違ってなくてもそれじゃダメでしょう。

長年かけてこわれた夫婦愛。たとえ最後のケンカのきっかけが「うどんの食べ方」であったとしても、今さらうどんの食べ方を変えても、もう遅い。

同じく、今から医者を増員したり、研修制度をあわてて変えても、もう効果は百％ではないのでしょう。

まず、変えていただくべきは日本人の「心」。

指導医講習会でのある先生はこう言いました。

「日本はまだ死生観が、医者も患者も国民全体がまだ十分に討議しつくされてない。その状態で西洋型の新研修医制度というパンドラの箱を、国が開けてしまったんですよ！」

そう、そこでパンドラの箱から飛び出したのは、多くの今までの病院での患者さんの死を受け入れられなかった遺族の悲しみと怒り。それらが医者に向けられるようになってしまったのです。

私はかつて「昔の日本人は自然の中へ、夕日の中へ遺者を送り出していった」と書きましたが、いや、昔だって家族の死は受け入れるのは超困難だったに違いありません。だからこそ、葬式や宗教や送り火や精霊流しが生まれたのではないでしょうか。

現在もそう。

死生観……それは簡単に答えの出ない世界。

私の住んでいる市だけでも、頻回に死生観のシンポジウムのポスターを目にします。ということは日本全国数え切れないほどこういう会は開かれているはずです。

それは逆に「日本人が今でも家族の病院での死を受け入れられていない」証拠。『おくりびと』がヒットするのも実はそういうことでしょう。

最近、私は自分なりの答えを出しつつありますが、それはあくまで個人的な考えであり、私の勤務する病院や、出版社に迷惑をかけずに書ける文章はここまででしょう（すでにじゅうぶん迷惑?）。

これ以上書けば、私個人の人生論、哲学論、宗教論になってしまいます。しかし哲学や宗教の本がいくら巷にあふれても、医療崩壊の解決の答えになっていないのはみなさんご存知のとおり。

この続きを書くのはあなた自身です。

最後まで読んだのに真犯人のわからない三流推理小説のようで申し訳ないが、まだ私も考え続けています。

そしていろんな方にお手紙をいただき、毎年考えは少しずつ変わっています。しかし変わらない部分もあります。それは「仕事」に対する考えです。

福島原発の震災復旧の作業員や自衛隊員、消防隊員に、

「そんな考えは甘い！　おれたちのほうが身を挺して多くの命を救った！」

と言われるかもしれませんが（言われたら返す言葉もありません、と頭を下げましょう）、

「仕事とは他人のために泥をかぶる、ではない。他人が泥をかぶらないようにカサを差し出し、自分もかぶらないよう努力し、そのカサを作ったり、開発することにやりがいを感

じたい」

人生は一度きり。

そして人生とは自分から他人へのメッセージ。

われわれはあと残りの人生で、どれぐらいのメッセージを発し、どれだけ多くのメッセージを受け取ることができるでしょうか。

村田　幸生　むらた・ゆきお
1988年神戸大学医学部卒業。神戸大学旧第2内科に入局。医学博士。専門はインスリン抵抗性と動脈硬化。日本内科学会認定内科医および指導医。日本糖尿病学会専門医、特例研修指導医（05〜07年）。日本消化器病学会認定医（98〜08年）。日本動脈硬化学会会員。厚生労働省認定研修プログラム管理資格。神鋼病院・糖尿病代謝内科部長、臨床研修指導部長、内科研修責任者を経て、現在は家族の闘病、介護をサポートしつつ、糖尿病診療、巡回健診などを継続。講演活動も行っている。著作に『「スーパー名医」が医療を壊す』（祥伝社新書、2009）。月刊「空手道」にてエッセイ『オヤジの花道！』を連載中。

へるす出版新書　018

なぜ、患者と医者が対立しなければならないのか?
医療の不確実性の認識をめぐって

発行日　2011年9月5日　第1版第1刷発行

著者　村田　幸生
発行　株式会社へるす出版事業部
東京都中野区中野2-2-3　〒164-0001
TEL03-3384-8177　FAX03-3380-8627
販売　株式会社へるす出版
東京都中野区中野2-2-3　〒164-0001
TEL［販売］03-3384-8035　FAX［販売］03-3380-8645
振替　00180-7-175971

印刷・製本　株式会社ナポ

ISBN978-4-89269-737-1
へるす出版ホームページ http://www.herusu-shuppan.co.jp
＊落丁・乱丁本はお取り替えいたします.

既刊案内

へるす出版新書　002

なぜ、かくも卑屈にならなければならないのか

こんな患者 - 医療者関係でよいわけがない

野笛　涼／内科医師

イキのいい40代の内科医師が声を上げた。とにかく今の状態では、「医療が萎縮し、荒廃し、後退する」と嘆き、「なぜ、医療者は、かくも卑屈にならなければならないのか」と憤慨し、「間違っている。誰かが声を上げなければ。間違っている!」と立ち上がった。「患者さまのこと」「大騒ぎになる病院への投書」「繰り返される病院のコンビニ化」等々。わけもなく叩かれつづけている医療者にとっては、「よくぞ言ってくれた」「実際そうなんだ」と思わず叫びたくなる。そうでない読者にとっては「えっ?　こんな患者いるの?」「嘘!　ありえない!」と思わず叫びたくなる。

歯に衣着せぬ、軽妙な言い回しで、バッタバッタと斬りまくる、痛快エッセイの数々。

定価1,260円　ISBN 978-4-89269-641-1

へるす出版新書　007

できれば晴れた日に

自らの癌と闘った医師とそれを支えた主治医たちの思い

板橋　繁／内科医

四十代半ばの医師が癌に罹った。2005年３月胃亜全摘手術。執刀医は高校サッカー部の先輩。ほぼ２年後の2007年３月胃癌腹膜転移。「闘病記」執筆をすすめられ、悩んだ末に遺すことに決めた。書きつづっていた日記を振り返り、新たに思いや説明を加え、同年６月に脱稿。それから３カ月後、３人の息子と妻を遺して永眠。

著者の没後、かかわりの深かった医師たちが、「闘病記」を読み解き、それぞれが「その時・その日」の思いや苦悩を追記した。それは主治医・同僚・上司という立場を越え、自らの来し方行く末にも思いをはせるものとなった。本書は単なる「闘病記」ではない。「この死」には語りつくせないドラマがある。

定価1,260円　ISBN978-4-89269-675-6

へるす出版新書 008

「本物」の医療者とはなにか

映画『ディア・ドクター』が教えるもの

太田祥一／東京医科大学教授

西川美和原作・脚本・監督の映画『ディア・ドクター』の医学監修・医療指導に携わるなかで、著者は「どうしたら今の社会に求められている本物（プロ）が育つのだろうか？」と考え始める。本書では西川監督や出演者の笑福亭鶴瓶氏、余貴美子氏らとの対談を通して、医学教育の現状と問題点、望ましい患者–医療者関係などを浮き彫りにし、あるべき医師、看護師像を考えていく。どうしたら確かな技術はもちろん、「この人なら任せられる」という安心感に値する何かをもつプロが育つのだろうか。研修医、医学生、看護学生はもちろん、教育者・指導者たち必読の書。

定価1,260円　ISBN978-4-89269-647-3

へるす出版新書 013

医療を支える女たちの力

橋口佐紀子

「こうだったらもっといいのに」「それはおかしいのではないか」と思うことは誰にでもある。本書は、医療という専門性の高い世界において、「それなら自分でなんとかしてみよう」と行動に移した10人の女性の物語である。

本書に登場する10人の女性は、医師や心理士、NPO代表、企業経営者など、立場も医療への関わりのきっかけもさまざまだが、ただ共通しているのは、医療に対して感じた疑問や問題意識を他人事とせず、自分のためでも、また身近なもののためだけでもなく、不特定多数の誰かのために、闘い続けているということだ。

定価1,260円　ISBN978-4-89269-678-7

既刊案内

へるす出版新書 016

「攻めの救急医療」15分ルールをめざして

脚光をあびるドクターヘリの真実

益子邦洋／日本医科大学教授

「守りの救急医療」から「攻めの救急医療」へ。救えるはずの命を確実に救うために、いま救急医療のあり方が問われている。本書は、解決策の1つとして注目されているドクターヘリに焦点を当て、その誕生から活動の実際、将来展望について、ドラマ『コードブルー』に触れながら具体的にわかりやすく解説した一冊。

フジテレビ系列で放映された人気ドラマ『コード・ブルー』の医療監修を手掛けた著者がドクターヘリを熱く語る。

定価1,260円　ISBN978-4-89269-684-8

へるす出版新書 017

「特定看護師（仮称）」とは何か？

新時代のチーム医療推進に向けて

有賀　徹／昭和大学医学部教授　　**中村惠子**／札幌市立大学教授

「特定看護師（仮称）」は、チーム医療のあり方を見直す厚生労働省の検討会により創設が提言されたものの、現時点ではまだ何一つ最終決定に至っているわけではない。しかし今、なぜ「特定看護師（仮称）」が必要とされ、その制度実現に向けていかなる取り組みが進められているのか、少なくとも当事者である看護職の方々、またチームとして協働、連携していく医師や関係職種の方々には、その現状を正しく理解していただく必要があると考え、本書を緊急出版することとした。

定価1,260円　ISBN978-4-89269-674-9